VARNANI GARNAIK
UJWALA SHETTY
RAGHAVENDRA KINI

NEURALGIAS

VARNANI GARNAIK
UJWALA SHETTY
RAGHAVENDRA KINI

NEURALGIAS

ScienciaScripts

Imprint

Any brand names and product names mentioned in this book are subject to trademark, brand or patent protection and are trademarks or registered trademarks of their respective holders. The use of brand names, product names, common names, trade names, product descriptions etc. even without a particular marking in this work is in no way to be construed to mean that such names may be regarded as unrestricted in respect of trademark and brand protection legislation and could thus be used by anyone.

Cover image: www.ingimage.com

This book is a translation from the original published under ISBN 978-620-8-01078-2.

Publisher:
Sciencia Scripts
is a trademark of
Dodo Books Indian Ocean Ltd. and OmniScriptum S.R.L publishing group

120 High Road, East Finchley, London, N2 9ED, United Kingdom
Str. Armeneasca 28/1, office 1, Chisinau MD-2012, Republic of Moldova, Europe
Printed at: see last page
ISBN: 978-620-8-07730-3

NEURALGIAS

DISSERTAÇÃO DE BIBLIOTECA

DEPARTAMENTO DE MEDICINA ORAL E RADIOLOGIA

DR. VARNANI GARNAIK

RECONHECIMENTO

"Não há magia para a realização. É trabalho árduo, escolhas e persistência" - Michelle Obama Para começar, agradeço a Deus Todo-Poderoso por todas as bênçãos que nos concedeu.
Com suprema sinceridade e um humilde sentido de gratidão, agradeço ao meu estimado professor Dr. Raghavendra Kini, Professor e Diretor do Departamento de Medicina Oral e Radiologia, A.J. Institute of Dental Sciences, Mangalore, pela sua inestimável orientação e louvável visão profissional que sempre me ajudou nos meus esforços.

É com grande humildade que exprimo a minha sincera gratidão à minha respeitada professora e guia, a Dra. Ujwala Shetty, leitora do Departamento de Medicina Oral e Radiologia do A.J. Institute of Dental Sciences, Mangalore, pela sua sincera disponibilidade para partilhar a sua vasta experiência, pelo seu encorajamento e apoio oportunos para nos ajudar a alcançar os nossos objectivos.

Uma palavra especial de agradecimento à minha colega Dra. Nisha Joseph Por último, gostaria de agradecer aos meus pais pelo seu apoio e compreensão constantes. A vossa oração por mim foi o que me sustentou até aqui.

Dr. Varnani Garnaik

ÍNDICE DE CONTEÚDOS

LISTA DE ABREVIATURAS

ABB-FULL FORM
TN-TRIGEMINAL NEURALGIA
HIS-INTERNATIONAL HEADACHE SOCIETY
MVD-MICROVASCULAR DECOMPRESSION
GKRS-GAMMA KNIFE RADIOSURGERY
PBC-PERCUTANEOUS BALLOON COMPRESSION
HZ-HERPES ZOSTER
VZV-VARICELLA ZOSTER VIRUS
PHN-POSTHERPETIC NEURALGIA
GPN-GLOSSOPHARYNGEAL NEURALGIA
VN-VAGOGLOSSOPHARYNGEAL NEURALGIA
ICHD-INTERNATIONAL CLASSIFICATION OF HEADACHE DISORDERS
GON-GREATER OCCIPITAL NERVE
LON-LESSER OCCIPITAL NERVE
TON-THIRD OCCIPITAL NERVE
BONT-A-BOTULINUM TOXIN A
PRF-PULSED RADIOFREQUENCY
ONS-OCCIPITAL NERVE STIMULATION
RPS-RAEDER PARATRIGEMINAL SYNDROME
ICA-INTERNAL CAROTID ARTERY
ON-OCCIPITAL NEURALGIA

CAPÍTULO-1
INTRODUÇÃO

A palavra "nevralgia" d e r i v a da palavra grega para "nervo" e "dor". Afeção de um ou mais nervos causando dor que é tipicamente intermitente mas frequentemente intensa, foi a primeira utilização do termo como termo médico em francês, que data de 1801. Warren (1828) e Graham (1828) foram os primeiros autores a localizar a causa da nevralgia nos troncos e ramos nervosos próximos do local da afeção. A teoria de uma causa local ficou mais estabelecida com Brodie (1837), que descreveu muitas lesões em várias partes dos nervos que produziam dor à distância, mas Brodie também apresentou a noção de dor histérica na distribuição dos nervos que parecia ter uma base orgânica. Em nenhum dos casos chamou a estas dores nevralgia, embora correspondam bem ao que outros autores discutiram sob esse termo. A teoria de que havia uma causa local para a nevralgia tornou-se mais estabelecida com os estudos extensivos de Laycock' e Valleix. Nesta altura, a teoria parece ter sido rapidamente aceite, tornando-se a teoria mais frequente sobre a causa da nevralgia ao longo do século XIX e continuando no recente século XX. Por outro lado, alguns médicos defendiam que a causa da nevralgia residia nas raízes nervosas ou na medula espinal. Teale avançou com esta teoria em 1830 e Anstie privilegiava a localização nas raízes nervosas, embora também aceitasse que as lesões dos troncos nervosos e as afecções das vísceras pudessem causar o problema, conceito que foi discutido em pormenor por Rowland e Laycock. Hoje em dia, entende-se por nevralgia a dor na distribuição de um nervo, resultante de uma lesão que afecta o tronco do nervo, as raízes nervosas, a medula espinal ou o tronco cerebral. A síndrome de compressão do nervo cutâneo abdominal é um exemplo da primeira. Os troncos nervosos, os gânglios das raízes dorsais, a ligação das raízes à medula espinal e as células no interior da medula podem estar implicados em lesões como a avulsão do plexo braquial e a nevralgia pós-herpética (Loeser 1990). Para além das teorias relacionadas com os nervos periféricos e a medula espinal, as alterações locais nas vísceras, a enxaqueca e as chamadas cefaleias nervosas parecem ter sido consideradas como nevralgias por um segmento notoriamente grande de autores em meados e finais do século XIX, mas desde então foram separadas das definições aceites, embora as cefaleias em salvas ainda sejam por vezes associadas a nevralgias. Até certo ponto, a discussão sobre se as enxaquecas pertenciam à categoria de "nevralgia" era de natureza anatómica. Enquanto alguns autores sugeriam que a dor não podia ser sentida no cérebro e excluíam as enxaquecas da nevralgia ou atribuíam-nas à nevralgia do trigémeo, outros pareciam ignorar a definição geralmente aceite de nevralgia como dor ao longo da distribuição de um nervo, o que exclui a enxaqueca.[1]

Atualmente, o termo "dor que surge na distribuição de um nervo ou nervos" é mais frequentemente utilizado para designar o que é conhecido como nevralgia. Os exemplos incluem a nevralgia pós-herpética e a nevralgia do trigémeo. O termo é ainda utilizado ocasionalmente, mas com muito menos frequência do que no passado, para designar certas dores de cabeça vasculares, como a nevralgia migratória periódica, um termo defunto ou mesmo obsoleto para designar as cefaleias em salvas. No entanto, tem servido para uma variedade de outros objectivos e significados. [2]

A seguinte citação de Rowland ilustra as caraterísticas originalmente atribuídas à nevralgia. A dor é de um carácter peculiar, sendo normalmente descrita pelos doentes como emocionante, aguda, aguda, penetrante, &c [sic]. Ataca em paroxismos, consistindo num único golpe de agonia excruciante ou, mais frequentemente, numa sucessão de choques, que se sucedem rapidamente durante alguns segundos e depois desaparecem, deixando, em muitos casos, uma dor obscura e a rigidez dos músculos vizinhos. Por vezes, a dor tem a sua sede num determinado nervo, cujo trajeto segue com precisão, e percorre as suas ramificações como um choque elétrico. Na maior parte dos casos, a dor dispara em direção à extremidade terminal do nervo afetado e é sentida de forma mais aguda nos seus ramos cutâneos; mas por vezes toma a direção contrária, ascendendo das extremidades em direção ao tronco. A dor envolve geralmente a segunda ou a terceira divisão do nervo, ou ambas, e pode alastrar às três, mas raramente se limita à primeira divisão. A dor ocorre em crises recorrentes que duram dias, semanas ou meses, com intervalos de total liberdade. Durante cada episódio, a dor é intermitente, mas com o passar do tempo tende a tornar-se persistente e mais grave, com intervalos cada vez mais curtos. A dor é descrita como uma faca, como agulhas em brasa sob a pele ou como choques eléctricos dolorosos. O rosto pode subitamente enrugar-se com a dor - daí o termo tique. [1]

As nevralgias craniofaciais são o resultado de uma anomalia nos componentes neurais que inervam a cabeça cutânea. O resultado é uma dor na distribuição do nervo, caracterizada como semelhante a um choque. A dor pode ser momentânea ou contínua, de intensidade moderada a grave, provocada por estímulos relativamente ligeiros ou mesmo não dolorosos. Embora a nevralgia craniofacial não cefálica e não dentária seja relativamente rara em termos de incidência e prevalência, as nevralgias craniofaciais podem resultar em dor debilitante. A compreensão da anatomia relevante dos ramos periféricos dos nervos, da história natural, da apresentação clínica e das estratégias de gestão ajudará o médico a tratar melhor esta doença. A nevralgia idiopática do trigémeo é provavelmente o distúrbio neuralgiforme mais conhecido [2]

As dores associadas às nevralgias são paroxísticas, breves e intensas, tendo sido descritas como agudas, lancinantes, lancinantes ou semelhantes a relâmpagos na distribuição de um nervo específico. Estão frequentemente associadas a factores desencadeantes, que podem assumir a forma de estímulos insignificantes, como fazer a barba ou escovar os dentes. Os paroxismos de dor têm frequentemente causas reconhecíveis e são seguidos por períodos refractários, que são intervalos sem dor. Tanto a sensibilidade sobre o nervo afetado como a eliminação da dor através de um bloqueio anestésico local são comuns. A evolução clínica pode ser de natureza crónica, recidivante ou monofásica.

As nevralgias mais frequentes são a nevralgia do trigémeo, a nevralgia pós-herpética, a nevralgia do glossofaríngeo e a nevralgia occipital. Embora a epidemiologia destas doenças esteja incompletamente definida, parece haver um aumento da incidência relacionado com a idade. As estimativas de incidência global para estas doenças são as seguintes 4,3/100.000/ano para TN, 3,3/100.000/ano para PHN, 0,7/100.000/ano para GN e 3,2/100.000/ano para ON. Estas nevralgias diferem em termos de fisiopatologia, topografia, complicações e abordagem terapêutica, pelo que é necessário conhecer a sua situação individual [3]

CAPÍTULO 2
CLASSIFICAÇÃO DAS NEVRALGIAS

Segundo a classificação internacional das cefaleias [4]

1 Dor atribuída a uma lesão ou doença do nervo trigémeo

1.1 Nevralgia do trigémeo

1.1.1 Nevralgia clássica do trigémeo

1.1.1.1 Nevralgia trigeminal clássica, puramente paroxística

1.1.1.2 Neuralgia clássica do trigémeo com dor contínua concomitante
1.1.2 Nevralgia do trigémeo secundária

1.1.2.1 Nevralgia do trigémeo atribuída à esclerose múltipla

1.1.2.2 Nevralgia do trigémeo atribuída a uma lesão que ocupa espaço

1.1.2.3 Nevralgia do trigémeo atribuída a outra causa

1.1.3 Nevralgia idiopática do trigémeo

1.1.3.1 Nevralgia idiopática do trigémeo, puramente paroxística

1.1.3.2 Neuralgia idiopática do trigémeo com dor contínua concomitante
1.2 Neuropatia trigeminal dolorosa

1.2.1 Neuropatia trigeminal dolorosa atribuída ao herpes zoster

1.2.2 Nevralgia pós-herpética do trigémeo

1.2.3 Neuropatia trigeminal dolorosa pós-traumática

1.2.4 Neuropatia trigeminal dolorosa atribuída a outra doença

1.2.5 Neuropatia idiopática dolorosa do trigémeo

2 Dor atribuída a uma lesão ou doença do nervo glossofaríngeo

2.1   Nevralgia do glossofaríngeo

2.1.1 Neuralgia clássica do glossofaríngeo

2.1.2 Nevralgia do glossofaríngeo secundária

2.1.3 Neuralgia idiopática do glossofaríngeo

2.2   Neuropatia dolorosa do glossofaríngeo

2.2.1 Neuropatia dolorosa do glossofaríngeo atribuída a uma causa conhecida

2.2.2 Neuropatia dolorosa idiopática do glossofaríngeo 3 Dor atribuída a uma lesão ou doença do nervo intermédio
3.1   Neuralgia do nervo intermédio

3.1.1 Neuralgia clássica do nervo intermédio

3.1.2 Neuralgia secundária do nervo intermédio

3.1.3 Neuralgia idiopática do nervo intermédio

3.2   Neuropatia dolorosa do nervo intermédio

3.2.1 Neuropatia dolorosa do nervo intermédio atribuída ao herpes zoster

3.2.2 Neuralgia pós-herpética do nervo intermédio

3.2.3 Neuropatia dolorosa do nervo intermédio atribuída a outra doença

3.2.4 Neuropatia dolorosa idiopática do nervo intermédio

4   Nevralgia occipital

5   Síndrome pescoço-língua

INTRODUÇÃO

A nevralgia do trigémeo (NT), ou tique douloureux, é uma síndrome crónica, embora pouco frequente, caracterizada por crises recorrentes de dor facial lancinante que ocorre no dermátomo do nervo trigémeo. O nervo trigémeo, ou quinto nervo craniano (CN V), controla a sensação e a função motora da face. Os nervos oftálmico, maxilar e mandibular compreendem as três subdivisões do NC V. A NT é de natureza neuropática e está associada a lesão ou ferimento do nervo.

A International Headache Society (IHS) divide a TN em duas categorias distintas:

1. -Clássica - A forma típica ou clássica da doença (Tipo 1 ou TN1) provoca uma dor esporádica que se caracteriza por uma dor facial intensa em queimadura, com cada episódio a durar até dois minutos. Por vezes, o início da dor pode ocorrer em grupos que persistem durante várias horas de cada vez.

2. -A forma atípica da NT (Tipo 2, ou TN2), em contraste, é descrita como constante, carateristicamente ardente e lancinante, embora de menor gravidade do que a TN1.[5] O diagnóstico clínico da TN baseia-se na identificação de uma ocorrência paroxística de cada episódio com uma demarcação clara entre o início e o fim. Frequentemente, os doentes com TN1 são incapazes de identificar um acontecimento que explique a sua dor. A NT sintomática define os casos com compressão vascular identificável do nervo trigémeo, que pode ser causada por um tumor, esclerose múltipla ou uma malformação arteriovenosa. Um doente pode sentir ambas as formas de dor, por vezes em simultâneo, com uma gravidade que pode ser debilitante tanto física como mentalmente. O início da dor pode ser desencadeado mesmo por estímulos mínimos, como falar, mastigar ou tocar levemente na pele sobrejacente. Embora a maioria das vezes seja unilateral, a dor ocorre esporadicamente e repete-se frequentemente ao longo do dia. O diagnóstico da NT é essencialmente clínico e efectuado com base na exclusão de outras doenças. Ao contrário de outras doenças neuropáticas, em muitos casos, a NT pode resolver-se espontaneamente em 63% dos doentes, com

uma ausência total de sintomas durante vários anos. A NT não é fatal; no entanto, até o medo de um ataque iminente pode ser debilitante para os doentes.[5] O envelhecimento é um fator de risco para o desenvolvimento de dor trigeminal, ocorrendo habitualmente em doentes com mais de 50 anos. A incidência nas mulheres é mais elevada, com um rácio mulher-homem de aproximadamente 2-3:1. As crises de dor ocorrem geralmente através da estimulação de pontos de gatilho, normalmente localizados no território inervado pelo nervo trigémeo. Exemplos de estímulos que desencadeiam ataques de dor incluem um ligeiro toque na face, escovar os dentes, ativação dos músculos mastigatórios e faciais durante a fala e a alimentação. Cada episódio de dor é seguido de um período refratário que pode durar de alguns segundos a vários minutos. Quando os ataques de dor se tornam muito frequentes, os doentes tornam-se incapazes de realizar as suas actividades diárias, chegando mesmo a evitar comer e comunicar por medo de desencadear uma nova crise. Isto, por sua vez, pode levar a um grave comprometimento da qualidade de vida e da saúde mental destes doentes.[6]

De acordo com a classificação internacional das cefaleias.[4]

1.1 Nevralgia do trigémeo

1.1.1 Nevralgia clássica do trigémeo

1.1.1.1 Nevralgia trigeminal clássica, puramente paroxística

1.1.1.2 Neuralgia clássica do trigémeo com dor contínua concomitante
1.1.2 Nevralgia do trigémeo secundária

1.1.2.1 Nevralgia do trigémeo atribuída à esclerose múltipla

1.1.2.2 Nevralgia do trigémeo atribuída a uma lesão que ocupa espaço

1.1.2.3 Nevralgia do trigémeo atribuída a outra causa

1.1.3 Nevralgia idiopática do trigémeo

1.1.3.1 Nevralgia idiopática do trigémeo, puramente paroxística

1.1.3.2 Neuralgia idiopática do trigémeo com dor contínua concomitante

EPIDEMIOLOGIA

A TN foi descrita pela primeira vez nos escritos de Galeno, Aretaeus da Capadócia e Avicena já no século I, embora as primeiras descrições exactas só tenham sido documentadas oficialmente no século XVII. Em 1756, Nicholas André cunhou o termo -tic douloureux‖ devido aos espasmos faciais caraterísticos que acompanham os ataques. Um médico inglês chamado John Fothergill é considerado o primeiro a dar uma descrição completa e exacta da doença, numa comunicação à Sociedade Médica de Londres em 1773, intitulada "On a Painful Affliction of the Face" (Sobre uma aflição dolorosa da face). A NT é rara, afectando cerca de 4 a 13 pessoas por cada 100 000 por ano, com uma prevalência global na população em geral de 0,015%. Apesar da baixa incidência, entre as síndromes de dor facial, a NT é a mais comum. A idade avançada é um fator de risco para o desenvolvimento da NT. A doença afecta mais frequentemente as pessoas com mais de 50 anos e tem uma incidência de 25,9 por 100.000 pessoas por ano nas pessoas com mais de 80 anos. Pode ocorrer em qualquer idade, incluindo casos raros em crianças. As mulheres são mais afectadas do que os homens, com rácios de prevalência entre homens e mulheres que variam entre 1:1,5 e 1:1,7. A maioria dos casos são esporádicos, mas foram registados casos raros de hereditariedade familiar. Curiosamente, a NT é predominantemente do lado direito, embora raramente também possa ser bilateral. Esta doença não parece ter qualquer predileção racial.[5]

FISIOPATOLOGIA

Na sua entrada na ponte, o nervo trigémeo (como todos os nervos periféricos) perde a sua bainha de mielina de células de Schwann, que é substituída por mielina central gerada pela oligodendroglia. Esta zona de transição é vulnerável a lesões e, nomeadamente, à desmielinização. A compressão vascular é a causa habitual de desmielinização no local imediatamente antes da entrada do nervo na ponte, e a esclerose múltipla é a causa típica no local imediatamente após a entrada na ponte. A desmielinização nesses locais foi demonstrada em estudos neurofisiológicos, de neuroimagem e histológicos. Quando a bainha de mielina se torna suficientemente fina para permitir a passagem transmembranar de iões no axónio subjacente, o axónio não está equipado para bombear sódio rapidamente. A despolarização resultante torna o axónio hiperexcitável, causando a geração ectópica de impulsos com alta frequência após as descargas (descargas que ocorrem após o término do estímulo) e a comunicação cruzada entre fibras (denominada transmissão efáptica).18 As evidências histológicas indicam que as fibras nervosas mais envolvidas na desmielinização são as fibras A-β (fibras grandes e não nociceptivas), que são as mais susceptíveis à desmielinização por danos mecânicos ou esclerose múltipla. Foi proposto que as descargas de alta frequência originadas no local da desmielinização ao longo das aferências primárias A-β são redireccionadas pelos neurónios do tronco cerebral para serem percepcionadas como dor paroxística.19 Alguns investigadores observaram uma excitabilidade excessiva ou reduções no volume de várias áreas cerebrais corticais e subcorticais em doentes com nevralgia do trigémeo, mas tais alterações são provavelmente consequências da adaptação à estimulação crónica destas regiões.[7]

A fisiopatologia da dor causada pela NT é derivada de uma interação complexa de neuromoduladores e neurotransmissores que levam a uma convergência da transmissão nociceptiva nos neurónios do trigémeo. A principal teoria para a fisiopatologia da NT envolve a compressão da raiz nervosa na cisterna pré-pontina. A compressão neurovascular pode ser primária ou secundária a outra patologia. A compressão primária é a compressão visual do nervo sem uma causa secundária. As causas secundárias de compressão incluem os tumores cerebrais, como os meningiomas e os schwannomas vestibulares, os aneurismas, as malformações arteriovenosas e até os quistos. A sinusite crónica, a esclerose múltipla e a diabetes são condições associadas a um maior risco de nevralgia do trigémeo. Os estudos de imagiologia cerebral conduziram os investigadores a novos conhecimentos sobre a fisiopatologia da NT. Foram utilizados vários exames cerebrais, como a ressonância magnética, a imagem de tensor de difusão, a ressonância magnética funcional e a ressonância magnética tridimensional com tempo de voo para estudar a patologia funcional da doença. A RM funcional proporcionou aos investigadores resultados encorajadores, uma vez que permite avaliar a atividade cerebral em resposta à ativação das zonas de desencadeamento da NT.[5]

TEORIAS FISIOPATOLÓGICAS

Classicamente, a NT tem sido relacionada com uma compressão neurovascular na cisterna pré-pontina na zona de entrada da raiz nervosa devido a uma artéria ou veia anormal, malformação arteriovenosa, schwannoma vestibular, meningioma, quisto epidermoide, tuberculoma, vários outros quistos e tumores, aneurisma, agregação de vasos e aracnoidite. A diabetes mellitus, as doenças inflamatórias odontogénicas e a patologia otorrinolaringológica, como a sinusite, também foram propostas como causas da NT. Do ponto de vista patogénico, a NT apresenta uma elevada complexidade relacionada com o envolvimento de vários mecanismos neurofisiológicos subjacentes. A ativação de receptores periféricos, a transmissão e projeção de informação nociceptiva e a convergência de aferências nociceptivas em neurónios centrais comuns, bem como a interação de uma multiplicidade de neurotransmissores e neuromoduladores, podem desempenhar um papel fundamental na perceção da dor.

1. Teoria da convergência-projeção do trigémeo

Na teoria da convergência-projeção do trigémeo, foi colocada a hipótese de que as entradas nociceptivas contínuas ou recorrentes da cabeça e do pescoço convergem para o núcleo espinal do trigémeo (subnúcleo caudal), onde pode ser promovida a libertação de neurotransmissores e substâncias vasoactivas. Esta libertação diminui o limiar dos neurónios de segunda ordem adjacentes que recebem estímulos de outros locais que não fontes nociceptivas. Os sinais desses neurónios de segunda ordem excitados podem ser transmitidos ao tálamo, ao sistema límbico e ao córtex somatossensorial e interpretados como dor.

2. Hipótese da bio-ressonância

Recentemente, foi proposta a hipótese da bio-ressonância para a patogénese da NT. Esta teoria afirma que, quando a frequência de vibração de uma estrutura que rodeia o nervo trigémeo se aproxima da sua frequência natural, ocorre a ressonância do nervo trigémeo. A bio-ressonância pode danificar as fibras do nervo trigémeo e levar a uma transmissão anormal do impulso, o que pode finalmente resultar em dor facial.

3. Hipótese de ignição

De acordo com a hipótese da ignição, baseada nos recentes avanços na compreensão do comportamento elétrico dos neurónios sensoriais lesionados e nos achados de observações histopatológicas obtidas em doentes submetidos a MVD, a lesão dos neurónios aferentes do trigémeo na raiz ou gânglio trigeminal torna estes axónios e somatas axotomizados hiperexcitáveis, dando origem a paroxismos de dor como resultado da atividade sincronizada após a descarga.[8]

TIPOS

Foram definidos três tipos de nevralgia do trigémeo:

1.Clássica 2.Secundária 3.Idiopática

CARACTERÍSTICAS CLÍNICAS E DIAGNÓSTICO

As caraterísticas clínicas da nevralgia do trigémeo clássica e secundária são semelhantes, embora os doentes com nevralgia do trigémeo secundária sejam geralmente mais jovens, mais propensos a ter perda de sensibilidade numa parte da face e mais propensos a ter dor bilateral. Uma vez que as três formas de nevralgia do trigémeo podem ser clinicamente indistinguíveis, é aconselhável realizar uma ressonância magnética (RM) com gadolínio para excluir esclerose múltipla e massas cerebelopontinas aquando do diagnóstico inicial. Um estudo recente mostrou variantes raras nos genes que codificam os canais iónicos dependentes da voltagem em doentes com uma história familiar de nevralgia do trigémeo clássica ou idiopática, mas a frequência e a importância clínica deste achado não são conhecidas.[7]

O diagnóstico da NT é largamente clínico e baseia-se na Classificação Internacional das Cefaleias, que categoriza ainda as condições como nevralgia do trigémeo clássica, secundária ou idiopática. A NT pode ser diagnosticada após três episódios de dor unilateral que preencham as duas circunstâncias seguintes.

• Em primeiro lugar, a dor deve ocorrer ao longo de, pelo menos, uma divisão do nervo trigémeo, e esta dor não deve estar associada a um défice neurológico ou irradiar para além da distribuição do trigémeo.

• Em segundo lugar, as caraterísticas da dor devem satisfazer dois dos três critérios seguintes:

• intensidade severa

• ou de qualidade aguda, eléctrica, semelhante a um choque ou a uma facada.

• ocorrências paroxísticas com duração de um segundo até dois minutos, no máximo.

• Outro critério para o diagnóstico é o facto de a dor trigeminal poder ser provocada por um estímulo inócuo nos dermátomos do lado unilateral da face que envolve a dor.

• O diagnóstico da nevralgia do trigémeo é clínico e baseia-se em três critérios principais:

• Dor limitada ao território de uma ou mais divisões do nervo trigémeo.

• Paroxismos de dor que são súbitos, intensos e muito curtos (<1 segundo a 2 minutos, mas geralmente alguns segundos) e são descritos como um "choque" ou um
-sensação eléctrical.

• Dor desencadeada por estímulos inócuos na face ou no território intra-oral do trigémeo.

• A dor paroxística desencadeada é específica da nevralgia do trigémeo e é referida por 91 a 99% dos doentes4-6 , indicando que esta caraterística pode ser patognomónica da nevralgia do trigémeo.

• A dor da nevralgia do trigémeo afecta mais frequentemente a distribuição da segunda (maxilar) ou terceira (mandibular) divisão do nervo trigémeo, sendo o lado direito da face mais frequentemente afetado do que o lado esquerdo. A nevralgia bilateral do trigémeo é rara e deve suscitar a preocupação de que a nevralgia facial se deva a uma doença neurológica subjacente ou a uma perturbação não neurológica que afecte o crânio.

• A incidência da nevralgia do trigémeo é maior nas mulheres do que nos homens e aumenta com a idade.

• Muitas formas de dor facial têm sido confundidas com a nevralgia do trigémeo, mas é provável que sejam entidades distintas, por vezes incluídas na categoria de "dor facial atípica" ou "neuropatia dolorosa do trigémeo".I O terço posterior do couro cabeludo, o ouvido externo (com exceção do tragus) e a pele que cobre o ângulo da mandíbula não são inervados pelo nervo trigémeo e não são locais de dor devido à nevralgia do trigémeo (Fig. 3.1); a dor nestas áreas sugere um processo alternativo. A dor da nevralgia do trigémeo pode ser desencadeada por gestos comuns da vida quotidiana e os gatilhos encontram-se em pequenas zonas sensoriais receptivas - por exemplo, o toque de um guardanapo ou de um lenço de papel no lábio superior ou mesmo uma brisa que passa por uma área sensível da face. A localização da dor nem sempre coincide com o local de um estímulo sensorial. Por exemplo, os estímulos no lábio inferior e à sua volta podem induzir dor na têmpora, ou os estímulos sensoriais nas partes laterais do nariz podem induzir uma dor semelhante a um choque que irradia para a testa ou para o lábio superior. As manobras de desencadeamento específicas de uma série de doentes são apresentadas na Tabela 3.1, e a distribuição das zonas de desencadeamento que provocam dor é apresentada na Figura 3.1.

Triggers	No. of Patients (%)
Activities of daily living	
Talking	71 (59)
Washing face	52 (43)
Chewing	49 (41)
Brushing teeth	43 (36)
Drying face	43 (36)
Eating	23 (19)
Drinking	17 (14)
Shaving	16 (13)
Applying makeup	7 (6)
Combing hair	2 (2)
Washing hair	2 (2)
Specific movements	
Swallowing	13 (11)
Blowing nose	11 (9)
Gently touching face	106 (88)
Jaw movement	7 (6)
Head movement	7 (6)
Yawning	7 (6)
Flexing the trunk forward	5 (4)
Pronouncing labial letters	5 (4)
Raising voice	5 (4)
Laughing	3 (3)
Eye movement	2 (2)
Tongue movement	2 (2)

Tabela 3.1 Manobras de ativação em 120 doentes com nevralgia do trigémeo clássica.[7]

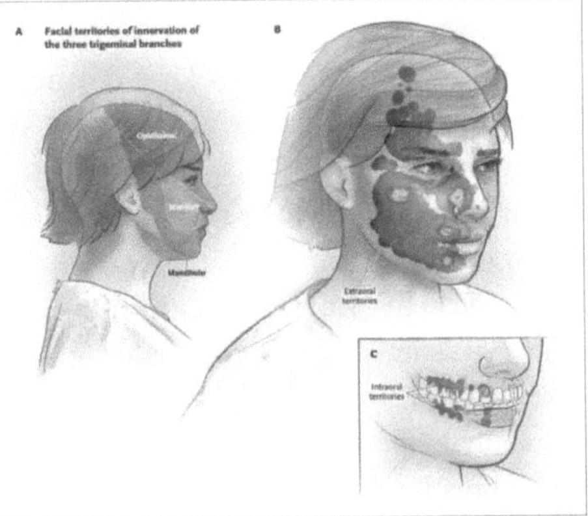

Figura 3.1 Territórios de inervação do nervo trigémeo e distribuição das zonas de gatilho.[7]

18

O exame da nevralgia do trigémeo inclui a observação da face enquanto o doente está sentado e permanece completamente imóvel. No caso de um paroxismo espontâneo de nevralgia do trigémeo, o médico pode observar um pestanejo ou um pequeno movimento da boca, que o doente desconhece. Menos frequentemente, durante um ataque paroxístico, pode ocorrer uma contração forçada dos músculos faciais, denominada "convulsão tética". O exame sensorial da face não é geralmente revelador nos casos de aproximadamente 15% dos casos, é atribuível a uma doença neurológica identificável, como a esclerose múltipla ou um tumor no ângulo ponto-cerebeloso, que altera a zona de entrada da raiz do nervo trigémeo ou comprime o nervo no seu trajeto extracraniano. A nevralgia idiopática do trigémeo, na qual não é possível encontrar qualquer causa aparente de perturbação do nervo, representa aproximadamente 10% dos casos.[7]

TRATAMENTO

Os dados disponíveis mostram que a carbamazepina (aproximadamente 200 a 1200 mg por dia) é o medicamento de eleição. No entanto, muitos doentes desenvolvem efeitos adversos, embora a maioria possa continuar a tomar o medicamento. Se o doente responder bem, pode ser substituída por uma preparação de libertação controlada e a dose pode ser reduzida gradualmente. O que é menos claro é o que fazer se um doente for intolerante ou alérgico à carbamazepina, ou se o medicamento for ineficaz. Na ausência de provas claras da eficácia de outros medicamentos, a escolha entre outros agentes pode ser feita com base nos efeitos adversos e na facilidade de utilização. A oxcarbazepina (300 a 1800 mg por dia) é um pró-fármaco da carbamazepina que é frequentemente mais bem tolerado; constitui uma alternativa lógica, se bem que largamente não comprovada, quando a carbamazepina proporcionou alívio da dor mas teve efeitos adversos inaceitáveis. O risco de reatividade cruzada alérgica entre a carbamazepina e a oxcarbazepina é de cerca de 25%, pelo que a oxcarbazepina deve ser evitada em caso de alergia à carbamazepina. A gabapentina é eficaz e amplamente utilizada para a dor neuropática, embora não esteja comprovada na nevralgia do trigémeo. Por conseguinte, a utilização da gabapentina baseia-se nas semelhanças entre a nevralgia do trigémeo e outras dores neuropáticas, em vez das suas diferenças óbvias. A familiaridade com o uso noutras dores neuropáticas levou muitos clínicos a escolherem-na como segunda linha para a nevralgia do trigémeo. A lamotrigina e o baclofeno foram sugeridos como agentes alternativos de segunda linha com base em pequenos estudos sobre a nevralgia do trigémeo. Na prática, a lamotrigina tem de ser titulada ao longo de muitas semanas e tem um valor limitado no caso de dor intensa. Outros fármacos a considerar são a fenitoína, o clonazepam, o valproato, a mexiletina e o topiramato. Se a carbamazepina for ineficaz Se o alívio da dor for incompleto com a carbamazepina, as opções incluem a adição de um segundo agente ou a troca de fármacos. Aplicam-se as mesmas considerações relativas à escolha do agente de segunda linha discutidas acima. Se não for possível obter o controlo da dor ou se os fármacos causarem efeitos adversos inaceitáveis, devem ser consideradas opções cirúrgicas.[9]

Terapia médica emergente

É experiência comum que a NT pode ser difícil de tratar e pode recidivar após tratamentos cirúrgicos em doentes sob terapêutica com mais fármacos utilizados em combinação. Assim, têm sido experimentadas novas modalidades terapêuticas. Mais especificamente, de acordo com uma análise recente, a gabapentina combinada com injecções regulares de ropivacaína nos pontos de gatilho melhorou o controlo da dor e a qualidade de vida, e a pregabalina revelou-se eficaz no seguimento de um ano em doentes com NT. Recentemente, Hu et al. analisaram sistematicamente a eficácia terapêutica e a segurança da injeção de toxina botulínica tipo A (BTX-A) na NT e verificaram uma resposta em cerca de 70%-100% dos doentes, com uma redução da intensidade e frequência médias da dor de cerca de 60%-80%, sem registo de eventos adversos importantes. Com base nestes dados, concluíram que a BTX-A pode ser eficaz no tratamento da NT. Estes resultados estão de acordo com Cruccu e Truini, que recentemente reviram a literatura sobre o tratamento médico da NT refractária e concluíram que há cada vez mais provas de que as injecções de BTX-A são eficazes e podem ser oferecidas a doentes antes da cirurgia ou a doentes que não estejam dispostos a submeter-se a cirurgia. Embora represente um tratamento promissor da NT com uma relação risco-benefício favorável, para investigar a dose ideal de tratamento com BTX-A, a duração da eficácia terapêutica, os efeitos secundários e o momento e as indicações para repetir a injeção, são necessários mais ensaios bem concebidos, aleatorizados, controlados e em dupla ocultação. Como foi recentemente evidenciado, um problema na NT é o tratamento da crise aguda, em que a anestesia local, como a ropivacaína, injectada numa área de gatilho, um spray de lidocaína a 8% e a infusão intravenosa de fosfenitoína podem proporcionar um alívio temporário da dor.[8]

Avanços na terapia cirúrgica

Várias abordagens cirúrgicas têm sido propostas para o tratamento da NT resistente a medicamentos. A MVD é realizada com o objetivo de resolver o conflito neurovascular entre um vaso anormal e o nervo trigémeo. Por outro lado, nos últimos anos, foram desenvolvidos procedimentos destrutivos percutâneos, envolvendo uma abordagem transforame oval à porção retrogasseriana do nervo trigémeo e radiocirurgia com bisturi gama (GKRS), com o objetivo de danificar a raiz do nervo trigémeo com uma dose elevada e concentrada de radiação. Embora exista uma vasta literatura sobre o tratamento cirúrgico da NT, a dificuldade de avaliar a qualidade dos relatórios cirúrgicos publicados é um problema emergente, como recentemente evidenciado por diretrizes internacionais e revisões sistemáticas.

1. MVD (descompressão microvascular)

A DVM baseia-se no pressuposto de que a compressão do nervo trigémeo por uma alça vascular anormal é a causa direta da NT. Obviamente, os estudos radiológicos pré-operatórios são obrigatórios para identificar os vasos anormais e o conflito com o nervo. Recentemente, foram introduzidas imagens tridimensionais rápidas utilizando uma sequência de aquisição em estado estacionário que produz uma RM ponderada em T2 de muito alta resolução com um excelente contraste entre as estruturas, incluindo o líquido cefalorraquidiano, o nervo trigémeo e os vasos sanguíneos adjacentes, bem como a ARM TOF. A MVD tornou-se um dos tratamentos mais comuns para a NT, proporcionando um alívio prolongado da dor. Infelizmente, nem todos os doentes obtêm um bom resultado após a MVD. A duração da ausência de dor sem medicação após a MVD varia entre 0,6 anos e 10 anos. Após 5 anos, a percentagem de doentes sem dor varia entre 58% e 78%. Tem sido referido que os doentes com NT típica e remissão pós-operatória imediata têm mais frequentemente um excelente/bom resultado pós-operatório, sendo a remissão pós-operatória imediata um fator preditivo independente para um bom resultado a longo prazo. Infelizmente, como evidenciado recentemente, nenhum ensaio clínico randomizado de qualidade razoável investigou o papel da MVD no tratamento da NT. Além disso, pouco é relatado na literatura sobre a qualidade de vida após a MVD, mas tem sido evidenciado que os pacientes submetidos à cirurgia primária sem recorrência e sem complicações não mostram evidência de depressão e estão muito satisfeitos após a MVD. As complicações descritas após este procedimento são infecções, paralisia facial, dormência facial, fuga de líquido cefalorraquidiano e défice auditivo, com uma mortalidade de 0,1%. Obviamente, as complicações e os efeitos secundários reduzem a satisfação principalmente após a rizotomia sensorial parcial, que, ao causar uma perda sensorial, pode levar a queratite e a dificuldades alimentares, diminuindo a satisfação destes doentes em comparação com os doentes com MVD. É uma experiência comum que, em alguns casos, a identificação do conflito neurovascular não é fácil durante a cirurgia. Recentemente, alguns autores relataram a utilização do endoscópio como uma ajuda significativa em doentes com uma crista óssea que obscurece a visão do quinto nervo, com uma compressão vascular muito distal, ou se ocorrer uma combinação de ambos. Broggi et al relataram 8,5% de casos em que o conflito não era claramente visível com o microscópio, mas foi revelado e resolvido com o endoscópio. Foi descrita uma MVD totalmente endoscópica com resultados em termos de dor e taxa de complicações muito semelhantes à MVD microscópica.[8]

2. Compressão percutânea com balão

A compressão percutânea por balão (PBC) foi introduzida na clínica por Mullan et al e tem sido amplamente utilizada no tratamento da NT devido ao baixo custo, à simplicidade e à vantagem de ser o único procedimento percutâneo efectuado com o doente sob anestesia geral. Existe um consenso geral sobre a utilidade da CBP, quer na população em geral, quer em doentes com EM. A CBP oferece uma boa taxa de alívio imediato da dor pós-operatória, variando de 80% a 90%, e um tempo sem dor sem medicação que varia de 2 a 3 anos. No entanto, não existem relatos na literatura sobre a qualidade de vida a longo prazo destes doentes. Alguns autores sugerem uma menor eficácia em doentes previamente tratados com outros procedimentos cirúrgicos, em casos com história positiva de EM e quando não se obtém uma forma de pera do balão aquando da operação. As complicações podem incluir entorpecimento, disestesia e, mais raramente, fraqueza do masseter, que normalmente se resolve em alguns meses; meningite e défices dos nervos cranianos são menos comuns. Não existem critérios padronizados relativamente ao tempo de compressão e à pressão de compressão. Embora os modelos animais experimentais sugiram que um tempo de compressão mais longo está associado a melhores resultados, estes dados não são confirmados no contexto clínico, onde existem dados consistentes de que um tempo de compressão mais longo não afecta o alívio da dor e apenas aumenta a taxa de complicações. Para além disso, pressões de balão mais elevadas têm sido associadas a taxas mais elevadas de disestesia, dormência grave e fraqueza do masseter. A variabilidade do tamanho da caverna de Meckel tem sido defendida como outro fator envolvido na eficácia do procedimento;

assim, foram concebidas cânulas de diferentes tamanhos. A falha técnica na canulação do forame oval com fluoroscopia pode ser um problema significativo em alguns casos, mas recentemente a tomografia computorizada intra-operatória com neuro-navegação integrada tem sido utilizada com segurança em doentes reoperados devido a falha prévia com fluoroscopia.

3. Rizotomia com glicerol

A injeção de glicerol na cisterna do trigémeo determina o alívio da dor em doentes com NT devido a desmielinização e fragmentação axonal. Desde a sua introdução, esta técnica tem-se mantido relativamente inalterada, com um alívio inicial da dor relatado superior a 90%99 e uma taxa de doentes sem dor aos 3 anos de quase 50%. Existem evidências de que o sucesso da rizotomia com glicerol depende de algum grau de perda sensorial no pós-operatório e que a probabilidade de um bom resultado seria maior se a dor facial estivesse presente durante a injeção de glicerol. Disestesias, dormência da córnea, fraqueza do masseter e herpes labial têm sido relatados como complicações frequentes deste procedimento. Recentemente, Goodwin et al realizaram uma MVD com injeção de glicerol na porção cisternal do terço inferior do nervo, anterior à zona de entrada da raiz, em 14 doentes sem conflito neurovascular na RM pré-operatória, relatando 80% de boa resposta aos 3 meses de seguimento.

4. Termocoagulação por radiofrequência

A termocoagulação por radiofrequência baseia-se na tentativa de electrocoagular o nervo trigémeo e as raízes do gânglio de Gasser. Foi registado um alívio inicial da dor superior a 90%, com uma taxa de recorrência de até 25%. Os efeitos secundários relatados, tais como fraqueza mastigatória, disestesia e dormência da córnea, parecem estar relacionados com uma variação individual significativa da organização somatotópica das fibras do nervo trigémeo e com a lesão irreversível de pequenas fibras de dor não mielinizadas. Para ultrapassar estas limitações, foi desenvolvido um elétrodo quadripolar que melhora a precisão da identificação somatotópica, diminui o tamanho da lesão e reduz a lesão indesejada. Foi relatada anteriormente uma diminuição na incidência de fraqueza do masseter e parestesias indesejáveis e uma melhoria na taxa de alívio imediato da dor utilizando um elétrodo de ponta curva. Além disso, a utilização do neuronavegador e da tomografia computorizada para melhorar a localização da agulha parece estar associada a uma menor taxa de complicações e de recorrência em comparação com a fluoroscopia padrão em estudos recentes. A radiofrequência pulsada foi introduzida com o objetivo de reduzir a incidência de efeitos secundários; no entanto, tal como foi recentemente relatado num estudo prospetivo, aleatório e duplamente cego que comparou o efeito da radiofrequência pulsada e da radiofrequência convencional, embora nenhum dos doentes do grupo da radiofrequência pulsada tenha apresentado parestesia, o alívio da dor não foi satisfatório, como era esperado.

5. Radiocirurgia com bisturi gama

A GKRS tem sido utilizada como modalidade de tratamento em vários centros para doentes com doenças médicas concomitantes que não são candidatos à MVD ou que recusam uma cirurgia mais invasiva. Normalmente, a zona de entrada da raiz do nervo trigémeo é utilizada como alvo e os protocolos de dose variam entre 70 Gy e 100 Gy. No entanto, tendo em conta que os mecanismos subjacentes não são totalmente compreendidos, até à data ainda existe incerteza quanto ao alvo exato e à dose ideal a utilizar. Em muitas definições clínicas do volume alvo, é escolhida a zona de entrada da raiz do nervo trigémeo situada a 2-3 mm da superfície do tronco cerebral. Num estudo recente, o alvo radiocirúrgico parece afetar a duração do alívio da dor, sendo que o alvo mais próximo do tronco cerebral proporciona um alívio prolongado da dor. No entanto, o alvo radiocirúrgico proximal também foi associado a um risco acrescido de dormência facial ligeira a moderada. Os alvos alternativos incluem os núcleos do trigémeo no tronco cerebral ou o núcleo centromediano do tálamo. Em geral, tem sido referido que doses mais elevadas de radiação estão relacionadas com melhores resultados, mas as complicações aumentam com doses superiores a 90 Gy. Nos estudos publicados de seguimento a longo prazo, a dose máxima média de radiação foi de aproximadamente 80 Gy, e as complicações incluíram dormência facial, que afectou aproximadamente 10% dos doentes tratados. Além disso, foram relatadas disestesias permanentes e anestesia dolorosa que afetam a qualidade de vida. Embora a GKRS obtenha resultados relativamente bons no alívio inicial da dor, os resultados sugerem uma taxa de insucesso tardio, particularmente entre os pacientes que realizaram GKRS após cirurgia prévia. Little et al126 relataram que 75% dos pacientes sem cirurgia prévia obtiveram alívio da dor a longo prazo, aos 7 anos, em comparação com apenas 10% dos pacientes com cirurgia prévia. A GKRS requer um atraso para que ocorra o alívio da dor. Por esta razão, alguns autores sugerem que os doentes com dor extrema que necessitam de um alívio rápido devem ser submetidos a outros procedimentos. Recentemente, foi evidenciado que o alívio global da dor após a GKRS foi comparável em pacientes com e sem evidência de compressão vascular na RM. Na análise de subgrupo dos doentes com evidência de ressonância magnética de impacto de vasos no nervo trigémeo afetado, o alívio da dor foi correlacionado com uma dose mais elevada no ponto de contacto entre o vaso em impacto e o nervo trigémeo. No entanto, num estudo de coorte prospetivo recente que comparou a GKRS e a MVD, esta última foi significativamente superior à GKRS na manutenção de um estado sem dor e proporcionou taxas de satisfação dos doentes semelhantes no início e superiores a longo prazo em comparação com a GKRS[8]

INTRODUÇÃO

O herpes zoster (HZ) é uma infeção aguda, localizada e auto-limitada causada pelo vírus da varicela zoster (VZV), um vírus alfa-herpes neurotrópico, que afecta mais frequentemente pessoas idosas ou imunocomprometidas. A reativação do VZV latente adquirido durante episódios anteriores de infeção por VZV (varicela) e que persistiu numa forma latente nas células neurais dos gânglios da raiz dorsal resulta na replicação viral seguida da propagação do vírus pelo nervo sensorial até à pele/mucosa. O VZV reativado pode então causar erupções vesiculares unilaterais com dor radiante aguda e lancinante, confinada a um dermatoma[10–15]. Normalmente, o HZ cutâneo começa com uma dor prodrómica localizada e, em seguida, aparecem manchas discretas de eritema onde se desenvolvem vesículas, que se rompem e formam crostas, tudo isto no prazo de sete a dez dias, embora as lesões possam demorar um mês ou mais a cicatrizar[10–16]. As erupções da mucosa oral do HZ têm uma evolução clínica semelhante à das lesões cutâneas, mas devido ao ambiente húmido não formam crostas. Pensa-se que o dano mucocutâneo é a consequência d o efeito citopático direto do VZV nas células epiteliais[12,13,17,18]. A dor da fase aguda da HZ é causada por danos citopáticos induzidos pelo VZV nas células nervosas dos gânglios sensoriais e nos nervos sensoriais periféricos durante a descida do VZV reativado. A intensa reação inflamatória à descida do VZV afecta tanto os tecidos neurais como os mucocutâneos, de modo que a dor da neurite é exagerada pela dor inflamatória[10,18]. As erupções vesiculares mucocutâneas da HZ são geralmente precedidas por dois ou três dias de dor localizada, e a neurite aguda que acompanha as erupções pode, por vezes, deixar o legado de nevralgia pós-herpética (PHN). A NPH é, portanto, uma complicação da HZ e é caracterizada por sintomas de dor neuropática, incluindo sensação de queimadura intensa, alodinia e/ou hiperalgesia que podem continuar muito tempo após a resolução da erupção mucocutânea[10,10]. A NPH é uma condição debilitante com impacto nas funções físicas e emocionais, reduzindo a qualidade de vida de quem sofre de NPH[15].

Cerca de 10 a 15% das pessoas com HZ desenvolverão PHN. Isto é pouco frequente abaixo dos 40 anos de idade, mas em pessoas afectadas por HZ com mais de 60 anos, ocorre em mais de 50%[19]. Quanto mais intensas forem as erupções mucocutâneas do HZ e a dor da neurite herpética aguda durante a fase aguda do HZ, maior será a frequência e a intensidade da PHN[20] . A informação disponível baseada em provas sobre a eficácia das diferentes modalidades de tratamento da NPH é escassa[15] , pelo que o tratamento se baseia em grande medida na opinião de especialistas. Felizmente, a PHN acaba por ser auto-limitada.

CARACTERÍSTICAS CLÍNICAS

A PHN é a dor que, em alguns casos, persiste no dermátomo afetado pelo HZ mucocutâneo após a resolução da erupção cutânea vesiculopapular. Na maioria dos casos, a NPH resolve-se espontaneamente ao longo de semanas ou meses após a resolução da erupção cutânea, mas, por vezes, a dor pode persistir durante mais tempo. Foi relatado que, raramente, a NPH pode ter o seu início meses ou mesmo anos após a resolução do episódio inicial de HZ[15] . A dor nevrálgica pós-herpética é caracterizada por alodinia e hiperalgesia em resposta a estímulos mecânicos e térmicos não nocivos e por dor espontânea descrita de forma variável como ardor, pontada, pontada ou tipo choque elétrico[13] . Nos dermátomos afectados podem existir áreas de diminuição da perceção de sensações de vibração, picada de agulha ou calor[15] . A fadiga, a anorexia, a perda de peso, a insónia, a redução da atividade física, a depressão, a ansiedade e a diminuição dos contactos sociais estão normalmente associadas a$_{PHN}$ (15).

PATOGENESE

A reativação e a subsequente replicação dos vírus VZ latentes (VZV) nas células neurais dos gânglios da raiz dorsal induzem danos citopáticos diretos nos neurónios centrais e periféricos, e os danos nos tecidos inflamatórios mediados pelo VZV irão exagerar a dor nevrálgica[15,20] . A ganglionite e a neurite induzidas pelo VVZ durante a fase aguda da ZH estimulam uma reação simpática local robusta que causa vasoconstrição com consequente lesão isquémica dos nervos e dor, contribuindo assim para a intensidade da dor nevrálgica aguda[21] . Estes eventos biopatológicos durante a fase aguda da HZ podem, com o tempo, causar sensibilização periférica e central, caracterizada pela desregulação das vias inibitórias da dor central, alterações na expressão de genes que codificam neuropeptídeos e expansão dos campos receptivos. Isto resulta numa hiperexcitabilidade dos neurónios do corno dorsal com a capacidade de disparar espontaneamente. Estas alterações funcionais sensoriais nos neurónios são responsáveis pelas sensações de alodinia, hiperalgesia, ardor e choque elétrico caraterísticas da dor nevrálgica pós-herpética.[10,15] Além disso, a lesão neuronal induzida pelo VVZ também pode levar a uma diminuição transitória ou permanente da sensibilidade a determinados estímulos.[14] No entanto, a relação entre a natureza da desregulação sensorial induzida pelo VVZ e as caraterísticas variáveis da dor não é clara.[12]

TRATAMENTO

Não existe um tratamento eficaz e previsível para a NPH.[15,16] A vacinação de pessoas com história de HZ, a utilização de agentes antivirais adequados nas primeiras 72 horas após o início da erupção cutânea por HZ e o controlo adequado da dor durante a fase aguda da neurite são as melhores opções de tratamento preventivo da NPH.[15] Uma dose única de vacina viva atenuada contra o VZV aumentará a imunidade mediada por células específica do vírus e, naqueles que desenvolverem HZ apesar da vacinação, reduzirá a incidência de PHN.[22] Os agentes anti-inflamatórios não esteróides (AINEs) e os opióides, isoladamente ou em combinação, têm sido utilizados para controlar a dor aguda da HZ, mas com relatos equívocos de efeitos benéficos.[15] Tomados por via oral, os análogos nucleósidos aciclovir, famciclovir e valaciclovir, que inibem a replicação do VZV, podem reduzir a gravidade e a duração da dor nevrálgica aguda, reduzindo assim o risco de NPH.[22] Também foi demonstrado que o bloqueio dos gânglios simpáticos, juntamente com AINEs e agentes antivirais no início do curso da HZ aguda, diminui a intensidade da dor neurítica aguda e, consequentemente, reduz a frequência da PHN.[21] Na NPH estabelecida, é geralmente necessária uma abordagem multimodal para um bom resultado clínico. Esta inclui uma combinação de medicamentos tópicos e sistémicos, relaxamento, intervenção psicológica e apoio social. Os medicamentos tópicos utilizados incluem agentes anestésicos, capsaicina e várias preparações anti-inflamatórias[12] ; os medicamentos sistémicos incluem opióides, anticonvulsivos (bloqueadores dos canais de cálcio, por exemplo, gabapentinóides, e bloqueadores dos canais de sódio, por exemplo, fenitoína), antidepressivos (inibidores da recaptação da noradrenalina e da serotonina, por exemplo duloxetina e venlafaxina), e antidepressivos tricíclicos (por exemplo, amitriptilina, nortriptilina ou desipramina)[23] (informações detalhadas sobre o manejo terapêutico da NPH podem ser encontradas em Johnson e Rice 2014[23] ; Hempenstall et al., 2005[24] ; Dworkin et al., 2007[25]). Aparentemente, a terapia combinada de fármacos é mais eficaz e melhor tolerada do que a utilização de um único fármaco na redução da intensidade da dor da NPH[15,26] , e foi demonstrado que o apoio psicológico, social e espiritual tem um efeito positivo na qualidade de vida global das pessoas que sofrem de NPH.[15] Os bloqueios nervosos periféricos ou simpáticos, a crioterapia, a acupunctura, o biofeedback e a estimulação eléctrica transcutânea são outras opções que podem ser úteis e complementar o tratamento convencional da NPH.[16]

CAPÍTULO- 5

NEVRALGIA DO GLOSSOFARÍNGEO

INTRODUÇÃO

A nevralgia do glossofaríngeo (NGF) é uma síndrome de dor facial rara caracterizada por paroxismos de dor excruciante na distribuição sensorial dos ramos auricular e faríngeo dos nervos cranianos glossofaríngeo (IX) e vago (X). Normalmente, a PNB manifesta-se com uma dor lancinante profunda num dos lados da garganta, perto da zona das amígdalas, por vezes com irradiação para o ouvido. Em alguns doentes, a PNB pode estar associada a bradicardia, assistolia, convulsões e até episódios sincopais potencialmente fatais - se estas caraterísticas estiverem presentes, a doença é designada nevralgia vagoglossofaríngea (NV). A nevralgia do glossofaríngeo representa apenas 0,2-1,3 % das síndromes de dor facial; no entanto, é muitas vezes incorretamente diagnosticada como a nevralgia do trigémeo (NT), mais comum.[27]
A NGF é descrita pela Sociedade Internacional de Cefaleias (IHS) como uma dor aguda e transitória no ouvido, na base da língua, na fossa amigdalina ou sob o ângulo da mandíbula. A dor é sentida nas distribuições dos ramos auricular e faríngeo do nervo vago, bem como do nervo glossofaríngeo. A IHS dividiu a nevralgia do glossofaríngeo em tipo clássico e tipo sintomático. No tipo clássico, a dor é apenas intermitente, sem causa subjacente ou défice neurológico associado (Tabela 5.1).

Quadro 5.1 Critérios de diagnóstico da IHS para a nevralgia clássica do glossofaríngeo

A. Paroxysmal attacks of facial pain lasting from a fraction of a second to 2 min and fulfilling criteria B and C

B. Pain has all of the following characteristics:

1. unilateral location

2. distribution within the posterior part of the tongue, tonsillar fossa, pharynx or beneath the angle of the lower jaw and/or in the ear

3. sharp, stabbing and severe

4. precipitated by swallowing, chewing, talking, coughing and/or yawning

C. Attacks are stereotyped in the individual patient

D. There is no clinically evident neurological deficit

E. Not attributed to another disorder*

O tipo sintomático inclui as mesmas caraterísticas da forma clássica; no entanto, a dor dolorosa pode persistir entre os episódios nevrálgicos, e pode ser encontrado comprometimento sensorial na distribuição dos nervos acima devido a lesões estruturais (Tabela 5.2).

Quadro 5.2 Critérios de diagnóstico da IHS para a nevralgia do glossofaríngeo sintomática

A. Paroxysmal attacks of facial pain lasting from a fraction of a second to 2 min and fulfilling criteria B and C

B. Pain has all of the following characteristics:

1. unilateral location

2. distribution within the posterior part of the tongue, tonsillar fossa, pharynx or beneath the angle of the lower jaw and/or in the ear

3. sharp, stabbing and severe

4. precipitated by swallowing, chewing, talking, coughing and/or yawning

C. Attacks are stereotyped in the individual patient

D. A causative lesion has been demonstrated by special investigations and/or surgery

Esta classificação não leva em consideração os eventos sincopais associados (condição vagoglossofaríngea).

ETIOLOGIA E PATOGÉNESE

A maioria das NGF são idiopáticas e um exame clínico completo da cabeça e do pescoço geralmente não revela qualquer anomalia para além da identificação de pontos de gatilho, e os exames radiológicos (incluindo TAC e RMN) também podem estar dentro dos limites normais. As formas idiopáticas de NGF podem possivelmente ser causadas por desmielinização grave e degeneração axonal das fibras dos nervos cranianos IX e X. Na nevralgia vagoglossofaríngea, as arritmias e a síncope podem estar associadas à nevralgia, devido ao facto de o nervo fornecer o seio carotídeo. Embora a maioria dos casos de NGF seja idiopática, alguns deles podem ser secundários a outras causas. A nevralgia do glossofaríngeo secundária pode ocorrer devido à compressão do nervo glossofaríngeo por estruturas vasculares, lesões ou tumores intracranianos, como tumores do ângulo ponto-cerebelar, carcinoma da laringe e tumores nasofaríngeos, tumores da base do crânio, tumores da orofaringe e da língua, ligamento estilo-hióideo calcificado, abcesso parafaríngeo, compressão vascular intracraniana, punção carotídea direta, traumatismo, extracções dentárias, esclerose múltipla, doença de Paget, processo estiloide alongado (síndrome de Eagle), malformações cervicais occipitais e processos inflamatórios, como a síndrome de Sjogren. Pensa-se que a grande maioria dos doentes com nevralgia do glossofaríngeo tem uma artéria a comprimir o nervo à medida que este sai da medula e viaja através do espaço subaracnoideu até ao forame jugular. O nervo glossofaríngeo é um nervo motor sensorial misto que sai do tronco cerebral a partir da medula superior. A partir desse ponto, deixa o crânio através do forame jugular, juntamente com o nervo vago e os nervos acessórios. Continua o seu trajeto entre a veia jugular interna e a artéria carótida interna à medida que desce e continua por baixo do processo estiloide. Em seguida, curva-se para fazer um arco na lateral do pescoço enquanto passa sob o músculo hioglosso até sua distribuição final na base da língua, na tonsila palatina e nas glândulas da boca.

Um eferente motor alimenta o músculo estilofaríngeo, que é essencial para a deglutição. As aferências sensoriais fornecem informações da superfície interna da membrana timpânica, da parte superior da faringe e do terço posterior da língua. Outro ramo importante é o que se dirige ao corpo carotídeo e ao seio maxilar, conhecido como nervo de Hering. Comunica com o nervo vago e transporta informações dos quimiorreceptores do corpo carotídeo e dos barorreceptores do seio carotídeo; isto é importante do ponto de vista clínico, uma vez que a ativação do ramo sensorial visceral da nevralgia do glossofaríngeo pode ativar o nervo vago (trato solitário e núcleo motor dorsal) e produzir uma arritmia reflexa. Esta ativação vagal pode explicar os episódios sincopais de origem cardíaca por vezes associados à nevralgia do glossofaríngeo. Em geral, o nervo glossofaríngeo é um nervo muito pequeno que corre profundamente no pescoço e é por vezes ressecado acidentalmente durante as dissecções abertas do pescoço. Por esta mesma razão, é frequentemente chamado de "nervo craniano negligenciado". Quaisquer etiologias infecciosas, inflamatórias ou compressivas ao longo do trajeto do nervo glossofaríngeo desde os órgãos terminais até ao tronco cerebral podem resultar em hiperexcitabilidade do nervo e produzir dor.[28]

SINTOMAS

A NGF é uma síndrome caracterizada por ataques de dor em grupos. Esta tem sido caracterizada como uma dor aguda, lancinante, lancinante e lancinante de tipo "choque elétrico" ou "tipo agulha". Localiza-se geralmente na região posterior da língua, amígdalas, orofaringe, laringe, canal auditivo, ouvido médio, ângulo da mandíbula e, por vezes, na região retro-molar. A dor na garganta pode irradiar para o ouvido ou vice-versa. Esta dor pode ser provocada pela estimulação de pontos de gatilho na área de distribuição cutânea do nervo glossofaríngeo. A NGF pode ter um início súbito e abrupto, caracterizado por paroxismos de dor unilateral ao longo do trajeto do nervo, mais frequentemente à esquerda do que à direita. A dor permanece quase sempre de um lado, mas excepcionalmente pode passar para o outro lado e, em casos raros, pode ser bilateral.[27]

ASPECTO CLÍNICO

A NGF foi dividida em dois tipos clínicos, com base na distribuição da dor: a timpânica (afecta o ouvido) e a orofaríngea (afecta a área da orofaringe). Por vezes, é difícil para os doentes com NGF identificar as zonas desencadeantes, uma vez que estas podem estar presentes em estruturas profundas da boca, faringe e ouvido. A NGF ocorre apenas em adultos, com predileção pelo sexo feminino e por doentes com idade superior a 50 anos. Os episódios de NGF são tipicamente breves, durando de segundos a minutos, mas também foram descritos ataques mais prolongados. Os intervalos entre os paroxismos variam de alguns minutos a algumas horas. Os ataques de dor manifestam-se principalmente durante o dia, mas também podem perturbar o sono, acordando o doente durante a noite. Os grupos de ataques podem durar de semanas a meses. Os intervalos entre as crises variam de dias a anos e são irregulares. Aproximadamente 10 % dos doentes com NGF apresentam efeitos vagais excessivos durante um ataque (nevralgia vagoglossofaríngea), que podem levar a bradicardia, hipotensão, síncope, convulsões ou mesmo paragem cardíaca. Em casos raros, a NGF pode apresentar-se como síncope sem síndroma de dor associada, o que torna o diagnóstico extremamente difícil. Durante os paroxismos resultantes da dor intensa da NGF, os doentes podem apresentar palidez, seguida de hipotensão associada a bradicardia, que pode levar a uma perda de consciência e a movimentos tónico-clónicos dos membros. Outras caraterísticas raras são zumbidos, vómitos, vertigens, movimentos involuntários, perda sensorial da área inervada pelo nervo glossofaríngeo e fenómenos autonómicos como lacrimejo, sudação, salivação e midríase unilateral. As crises de dor podem ocorrer espontaneamente, mas estão normalmente associadas a um estímulo desencadeante específico, como mastigar, engolir, tossir, bocejar, espirrar, limpar a garganta, assoar o nariz, esfregar o ouvido, falar ou rir. Em alguns doentes, a dor pode ser desencadeada por alimentos doces, ácidos, frios ou quentes, ou mesmo por virar a cabeça para um lado. Entre os ataques, os doentes estão normalmente completamente livres de dor ou disfunção. Os doentes com NGF podem sofrer uma remissão da dor durante um período que pode ir de meses a anos; as remissões são de natureza irregular.[27]

CRITÉRIOS DE DIAGNÓSTICO

O diagnóstico da NGF deve ser efectuado através de exames clínicos. Os doentes sentem geralmente uma dor lancinante unilateral na garganta. As caraterísticas da dor e os factores desencadeantes são úteis para confirmar a NGF. A dor nevrálgica é grave, episódica e irradia durante intervalos, em comparação com a dor inflamatória. A dor inflamatória é de natureza persistente, com uma duração de minutos. A distribuição da dor deve ser determinada para averiguar o envolvimento do nervo glossofaríngeo ou a sua associação com outros nervos cranianos. A NGF clássica é principalmente dor timpânica ou pós-amigdaliana com história de cirurgia. A distribuição do ponto de gatilho é na área auricular, orofaríngea ou pode ser desencadeada pela deglutição, fala ou audição. A injeção de lidocaína (2%) ou bupivacaína (0,5%) na área próxima do ponto de gatilho pode ser útil para a identificação da dor otológica. Uma história completa, incluindo traumatismo, radioterapia, pós-cirurgia, inflamação ou patologia relacionada com as áreas oral e maxilofacial, é útil para elucidar a causa da NGF secundária[29] As análises laboratoriais, incluindo a velocidade de sedimentação dos eritrócitos (VSG), a química do soro, o hemograma completo e o anticorpo antinuclear, são úteis para determinar a ocorrência de infeção, inflamação e neoplasia maligna. Para determinar se ocorreu compressão vascular, qualquer malignidade ou alteração dos tecidos duros, podem ser úteis a angiografia por ressonância magnética (ARM), a angiografia por TC 3D e a ressonância magnética (RM). Estas técnicas de imagiologia podem ajudar a elucidar a compressão vascular, identificando a origem da artéria cerebelar inferior posterior, uma vez que a artéria cerebelar inferior posterior faz uma ansa ascendente e comprime a fosseta supraolivar. Se o vaso agressor for a artéria cerebelar inferior anterior, o diagnóstico de NGF é um desafio sem cirurgia.

TRATAMENTO E GESTÃO

A linha de tratamento farmacológico

Inclui os medicamentos anticonvulsivos, como a carbamazepina, a gabapentina, a fenitoína, a oxcarbazepina ou a pregabalina. Os analgésicos comuns são ineficazes, mas alguns antidepressivos, como a amitriptilina, podem ser úteis, isoladamente ou em combinação com os medicamentos anticonvulsivos. Na variante cardiovascular (nevralgia vagoglossofaríngea), a atropina deve ser utilizada em primeiro lugar. A administração de atropina previne os fenómenos cardíacos associados, mas não os ataques de dor. A administração continuada de carbamazepina pode curar tanto a nevralgia como os sintomas cardíacos. Uma abordagem de polifarmácia descrita por Singh et al. defende a combinação do bloqueio extra-oral do nervo glossofaríngeo com terapia médica oral padrão, como antidepressivos, opióides, antiepilépticos, esteróides e agentes estabilizadores de membrana. Os bloqueios nervosos podem ser efectuados com agentes não neurolíticos (agentes anestésicos locais) com ou sem aditivos (esteróides, cetamina, etc.) ou agentes neurolíticos (fenol, álcool e glicerol). No caso da síndrome de Eagle, o bloqueio do nervo glossofaríngeo extra-oral tem como alvo o processo estiloide e as injecções são feitas imediatamente a seguir a este.[27]

Abordagem cirúrgica

São propostos vários procedimentos cirúrgicos, tais como neurotomias cirúrgicas diretas ou rizotomia térmica por radiofrequência percutânea, secção direta do nervo no ângulo ponto-cerebeloso, ou operações abertas de tractotomia-nucleotomia do trigémeo ou do núcleo caudal. A descompressão microvascular (MVD) das raízes vasculares e a rizotomia das raízes nervosas são as melhores opções para o tratamento cirúrgico. A compressão vascular é bem recuperada pela MVD. Normalmente, a secção da raiz intracraniana é amplamente considerada quando a MVD não é possível. Através do aperfeiçoamento das técnicas microcirúrgicas e anestésicas, a MVD foi estabelecida como uma opção de tratamento eficaz e segura para a NGF resistente aos medicamentos. Mais de 76% dos casos registaram melhorias com a MVD. A neurotomia extracraniana e a rizotomia percutânea por radiofrequência não são realizadas com frequência e a sua aplicação é limitada à NGF resistente aos medicamentos. Estilectomia realizada para a síndrome de Eagle após exclusão da causa primária de NGF. A neurólise por radiofrequência pulsada, a cirurgia gamma-knife e a radiocirurgia estereotáxica também demonstraram efeitos benéficos tanto na NGF idiopática como na secundária\ :sub:`GPN`. (29)

Tabela 5.3 Caraterísticas e tratamento da nevralgia do glossofaríngeo na região maxilofacial

Diseases	Clinical features	Pharmacological treatments	Surgical /local treatments	Limitation
Glossopharyngeal neuralgia	Pain, dull type Pain duration, short duration Intensity, mild to moderate Localization, diffuse Characteristics, usually pain in the throat/ mouth floor Trigger point, swallowing	Carbamazepine Gabapentin pregabalin Sedatives (on condition)	GN nerve block Myotherapy Percutaneous radiofrequency thermal rhizotomy Injections Direct section of the nerve in the cerebellopontine angle Microvascular decompression	(i) Chance of trauma to the internal jugular vein and carotid artery (ii) Hematoma formation (i) Regular monitoring is not possible (ii) Recurrence (iii) Hoarseness of voice (iv) Vocal cord paralysis, and dysphagia (difficulty in swallowing) (i) As it is a painful procedure, the patient feels uncomfortable during injection (i) High morbidity with neurologic and life threatening condition (ii) Thromboembolic complication (iii) Meningitis (iv) Cerebrospinal fluid leak, (v) Cutaneous flap distension (vi) Facial nerve dysfunction (vii) Ocular dysfunction (viii) Tinnitus (i) Low recurrence of pain (ii) Chance of nerve damage result (iii) Hoarseness (iv) Difficulty swallowing (dysphagia) (v) Unsteady gait

CAPÍTULO- 6
NEVRALGIA DO NERVO INTERMÉDIO

INTRODUÇÃO

A nevralgia do nervo intermédio, ou nevralgia geniculada, corresponde a uma manifestação clínica de paroxismos súbitos de otalgia excruciante que dura geralmente de alguns segundos a alguns minutos, envolvendo o nervo intermédio (nervo intermediário de Wrisberg).[30] Doença rara caracterizada por paroxismos breves de dor sentida profundamente no canal auditivo, por vezes irradiando para a região parieto-occipital. Na grande maioria dos casos, a compressão vascular é constatada aquando da operação, por vezes com uma aracnoideia espessada, mas pode desenvolver-se sem causa aparente ou como complicação de herpes zoster ou, muito raramente, de esclerose múltipla ou de tumor. É provocada pela estimulação de uma zona de gatilho na parede posterior do canal auditivo e/ou na região periauricular.[31]

Classificação

1 Neuralgia do nervo intermédio

1.1 Neuralgia clássica do nervo intermédio

1.2 Neuralgia secundária do nervo intermédio

1.3 Neuralgia idiopática do nervo intermédio 2 Neuropatia dolorosa do nervo intermédio

2.1 Neuropatia dolorosa do nervo intermédio atribuída ao herpes zoster

2.2 Nevralgia pós-herpética do nervo intermédio

2.3 Neuropatia dolorosa do nervo intermédio atribuída a outra doença

2.4 Neuropatia dolorosa idiopática do nervo intermédio

EPIDEMIOLOGIA

A GN pode ser causada pela compressão do ramo sensorial somático do VII nervo craniano, que passa pelo nervo intermédio. Nas pessoas que sofrem de GN, os sinais enviados ao longo destes nervos são alterados e interpretados pelo gânglio geniculado (uma estrutura no cérebro) como dor GN. A GN pode

36

também desenvolver-se na sequência de herpes zoster oticus (síndroma de Ramsay Hunt), em que ocorrem feridas frias no tímpano ou no ouvido. Isto também pode estar associado a paresia facial (fraqueza), zumbido, vertigem e surdez. As perturbações do lacrimejo, da salivação e/ou do paladar acompanham por vezes a dor. Existe uma associação comum com o herpes zoster.[32]

APRESENTAÇÃO CLÍNICA

Os critérios de diagnóstico clínico da nevralgia do nervo intermédio são definidos pela Classificação Internacional das Cefaleias 3rd edição (ICHD-3) como :

•pelo menos três ataques de dor unilateral

•a dor situa-se no canal auditivo, por vezes com irradiação para a região parieto-occipital.

•a dor apresenta pelo menos três das quatro caratcrísticas seguintes

o recorrentes em ataques paroxísticos que duram de alguns segundos a minutos

o intensidade severa

o de tiro, lancinante ou afiado.

o precipitada pela estimulação de um gatilho na parede posterior do canal auditivo e/ou na região periauricular.

•sem défice neurológico clinicamente evidente

•não é mais bem explicado por outro diagnóstico ICHD-3
A ICHD-3 comenta ainda que os distúrbios do lacrimejo, da salivação e/ou do paladar acompanham por vezes a dor da nevralgia do nervo intermédio e que a dor pode resultar em efeitos psicológicos secundários e na diminuição da qualidade de vida.[30]

Critérios de diagnóstico[31]:

A. Ataques paroxísticos de dor unilateral na distribuição do nervus intermedius[1] e que cumprem o critério B
B. A dor tem todas as caraterísticas seguintes:

1. com duração de alguns segundos a minutos

2. grave em intensidade

3. de tiro, lancinante ou afiado.

4. precipitada pela estimulação de uma zona de gatilho na parede posterior do canal auditivo e/ou na região periauricular.

C. Não é mais bem explicado por outro diagnóstico ICHD-3

PATOLOGIA

Não é certo o que causa exatamente a nevralgia do nervo intermédio.[33] No entanto, a principal hipótese considera que a doença é causada pela irritação do nervo intermédio, muito provavelmente através da compressão de um vaso sanguíneo, à semelhança da nevralgia do trigémeo, da nevralgia do glossofaríngeo e da nevralgia vagoglossofaríngea.[34,35] Esta teoria é apoiada pela observação de que muitos pacientes relatam benefícios após a descompressão vascular.[34-36]

No entanto, dado que existem vários outros nervos cranianos com aferências no ouvido, continua a não ser claro se todos os casos se devem à irritação do nervus intermedius, ou se se devem efetivamente à irritação de outras aferências de nervos cranianos próximos. De facto, muitos relatos de casos descrevem a descompressão de múltiplos nervos cranianos para obter alívio dos sintomas.[30,33]

Para além disso, existem outras etiologias para esta síndrome clínica:
•esclerose múltipla

•lesão maciça no ângulo ponto-cerebelar

•Síndrome de Ramsay Hunt, conhecida como "neuropatia do nervo intermédio atribuída ao Herpes zoster" na ICHD-3

•uma possível síndrome familiar que tem um padrão de hereditariedade autossómico dominante ou ligado ao X.

TRATAMENTO

O tratamento de primeira linha para a nevralgia geniculada é a terapia médica, sendo a cirurgia reservada para os doentes que não respondem à medicação.[37]

Farmacológico

A carbamazepina, um fármaco anticonvulsivo, é frequentemente utilizado em doentes diagnosticados com GN. Para os doentes que não toleram ou não respondem à carbamazepina, os fármacos alternativos incluem a oxcarbazepina, a gabapentina, a fenitoína, a lamotrigina e o baclofeno. Além disso, os tricíclicos (por exemplo, a amitriptilina) e a pregabalina são úteis noutros tipos de dor neuropática.[32]

Os medicamentos habitualmente utilizados incluem anticonvulsivantes como a carbamazepina, a gabapentina e a lamotrigina, e antidepressivos tricíclicos como a amitriptilina. A carbamazepina é o medicamento mais prescrito para o tratamento da nevralgia. Dá frequentemente uma boa resposta inicial. Em geral, cerca de 70 por cento dos doentes obtêm algum alívio da dor neuropática crónica.[38]

A carbamazepina estabiliza o estado inactivado dos canais de sódio sinápticos dependentes da voltagem, tornando assim menos canais disponíveis para abertura subsequente. Isto bloqueia a transmissão sináptica e reduz a ativação das fibras aferentes da dor. A dose de manutenção habitual é de 200-800 mg por dia, consoante a resposta e a tolerabilidade do indivíduo.[39] Os efeitos secundários comuns incluem sonolência, diplopia, ataxia e hiponatrémia. Os efeitos adversos pouco frequentes mas graves incluem erupção cutânea alérgica, mielossupressão, hepatotoxicidade, linfadenopatia, lúpus eritematoso sistémico, síndrome de Steven-Johnson e anemia aplástica.[40]

A gabapentina actua sobre os canais de cálcio dependentes da voltagem dos neurónios corticais e reduz a excitabilidade axonal. A dose de manutenção eficaz situa-se entre 900 e 3600 mg por dia, consoante a resposta e a tolerabilidade do indivíduo.[41] Proporciona um elevado nível de alívio da dor em cerca de um terço dos doentes com dor neuropática grave. Os efeitos secundários mais frequentes são tonturas, problemas de coordenação, fadiga e nistagmo.

A lamotrigina bloqueia os canais de sódio pré-sinápticos, inibindo assim a libertação de glutamato e aspartato.[42] A dose habitual é de 200-400 mg por dia, dependendo da resposta e da tolerabilidade do indivíduo. Um artigo publicado na Cochrane Database of Systematic Reviews de 2011 concluiu que a lamotrigina não é eficaz contra a dor neuropática crónica. No entanto, continua a ser utilizada ocasionalmente. Os efeitos secundários mais comuns são ataxia, obstipação, vómitos e erupções cutâneas.

A amitriptilina bloqueia a recaptação da serotonina e da noradrenalina no sistema nervoso central, aumentando assim a atividade das vias inibitórias descendentes da dor.[43] A dose é geralmente de 25 a 125 mg por dia, dependendo da resposta e da tolerabilidade do indivíduo. Embora tenha sido historicamente o tratamento de primeira linha para a dor neuropática, um artigo na Cochrane Database of Systematic Reviews de 2012 indica que apenas uma minoria dos doentes consegue um alívio satisfatório da dor.[44] Os efeitos secundários mais comuns são os efeitos anticolinérgicos, os efeitos cardiovasculares, a sonolência, a ataxia e o tremor. Como estes fármacos têm diferentes locais de ação, as combinações de fármacos de diferentes grupos podem beneficiar os doentes que são resistentes aos regimes padrão de terapia com um único fármaco. É importante notar, no entanto, que os tratamentos médicos podem eventualmente falhar devido à intolerabilidade aos efeitos adversos e à diminuição da eficácia dos medicamentos após uma utilização prolongada. Uma alternativa à terapêutica médica é o bloqueio regional dos nervos efectuado com anestesia local.[37]

Cirúrgico

Foram efectuadas várias cirurgias, incluindo a descompressão microvascular (MVD) do quinto, nono e décimo nervos, bem como o corte parcial do nervo intermédio, do gânglio geniculado, da corda do tímpano e/ou do nono e décimo nervos cranianos.[32]

INTRODUÇÃO

A nevralgia occipital (NO) é uma doença debilitante que causa dor intensa localizada na distribuição do nervo occipital maior (GON), do nervo occipital menor (LON) e do terceiro nervo occipital (TON). A ON pode ser unilateral ou bilateral na distribuição do GON, do LON ou do TON e está associada a pelo menos duas das seguintes caraterísticas: dor paroxística que dura entre segundos e minutos, é grave em termos de intensidade e é aguda ou lancinante em termos de qualidade. A dor pode estar associada a alodinia com estimulação da porção afetada do couro cabeludo ou com pontos de gatilho na distribuição do nervo C2 ou dos nervos occipitais. A disestesia é muitas vezes aliviada temporariamente por um bloqueio anestésico dos nervos occipitais. Dos 180 tipos diferentes de cefaleias descritos pela ICHD-3, a ON pode ser difícil de distinguir de condições de cefaleias mais comuns.[45]

ETIOLOGIA

A nevralgia é a dor num ou mais nervos causada pela compressão e/ou irritação das estruturas nervosas periféricas. Na ON, a irritação do GON e/ou LON por músculos cronicamente contraídos e espondilose da coluna cervical superior está frequentemente implicada. Além disso, a compressão de vasos intra ou extracranianos, a arterite de células gigantes, as formações de calo após fracturas vertebrais, os schwannomas e outras massas são causas raras de ON. As etiologias estão resumidas na Tabela 7.1.[46]

Tabela 7.1 Possíveis causas conhecidas de irritação: vascular, neurogénica, muscular e osteogénica.

Category	Causes of irritation
Vascular	• Irritation of the C1/C2 nerve roots by an aberrant branch of the posterior inferior cerebellar artery (69) • Dural arteriovenous fistula at the cervical level (70) • Bleeding from a bulbocervical cavernomas (71) • Cervical intramedullar cavernous hemangioma (72) • Giant cell arteritis (73-75) • Fenestrated vertebra artery pressing on C1/C2 nerve roots (76) • Aberrant course of the vertebra artery (77)
Neurogenic	• Schwannoma in the area of the craniocervical junction: schwannoma of occipital nerve (78,79) • C2 myelitis (80) • Multiple sclerosis (81)
Osteogenic	• C1/C2 arthrosis, atlantodental sclerosis (82) • Hypermobile C1 posterior arch (83) • Cervical osteochondroma (84) • Osteolytic lesion of the cranium (85) • Exuberant callus formation after C1/C2 fracture (86)

FISIOPATOLOGIA

As etiologias subjacentes à ON têm sido implicadas e incluem causas anatómicas, traumáticas, iatrogénicas e vasculares. As considerações anatómicas incluem o aprisionamento dos nervos pelo ligamento atlanto-epistrófico e a compressão devido a um ponto de gatilho ou espasmo miofascial. Foram postulados tumores, desde osteocondroma da vértebra cervical a neuromas, que afectam a raiz do nervo C2. O traumatismo craniano posterior, incluindo fracturas e lesões por efeito de chicote, tem sido implicado. Existem várias áreas de vulnerabilidade ao longo do trajeto do GON que, quando comprimidas, podem provocar sintomas. Estas incluem o local onde a GON perfura o músculo trapézio e o músculo semiespinal. O ponto em que a GON perfura a fixação tendinosa do músculo trapézio é onde é efectuado um bloqueio anestésico ON de diagnóstico. A pressão aplicada nesta zona pode reproduzir a dor ON. Este ponto situa-se ao nível da linha nucal superior e está 2-3 cm abaixo da protuberância occipital externa. Como o GON emerge entre o atlas e o eixo, a força de rotação que causa a excursão das facetas articulares pode danificar o nervo nesta área de vulnerabilidade. A flexão do pescoço pode causar o estiramento do GON à medida que o nervo se desloca entre o capitis oblíquo inferior e o semiespinalis. O nervo também pode ser comprimido pela artéria occipital. Foram descritas causas iatrogénicas resultantes da manipulação de C1-C2. Foi postulada a irritação vascular das raízes nervosas devido a fístulas arteriovenosas, ramos aberrantes da artéria cerebelar inferior posterior e arterite de células gigantes.[45]

APRESENTAÇÃO CLÍNICA

Não existem estudos epidemiológicos que documentem a incidência ou prevalência da ON. Hammond e Danta caracterizaram 23 casos de ON e verificaram que é mais frequentemente unilateral (85%). A distribuição da dor e da parestesia foi consistente com o envolvimento do GON em 90%, do LON em 10% e de ambos os nervos em 9% dos casos. A caraterística distintiva da ON é a dor paroxística lancinante que os doentes descrevem frequentemente como lancinante, aguda, eléctrica ou semelhante a um choque. A dor tem normalmente origem no occipital e irradia para o vértice. Pode persistir uma dor surda entre os paroxismos, mas esta caraterística foi eliminada dos critérios de diagnóstico na mais recente atualização da Classificação Internacional das Cefaleias (ICHD). A dor occipital surda como queixa principal deve levar a uma avaliação das causas da dor occipital referida. Os doentes podem descrever alodinia ou disestesia do couro cabeludo na distribuição do nervo, com sensibilidade ao toque ou à pressão no couro cabeludo. Os doentes podem evitar actividades como escovar o cabelo, usar um chapéu ou deitar-se sobre uma almofada. A sensibilidade à palpação ao longo do trajeto do nervo é comum. Vários autores sugerem que um sinal de Tinel positivo, em que se obtém dormência ou formigueiro com a percussão sobre o côndilo occipital, é mais específico para a ON do que a sensibilidade ou a descrição de dor pelo doente; no entanto, este facto não foi clinicamente investigado. Kuhn et al. publicaram uma série de casos prospectivos de 12 pacientes que se apresentaram na sala de emergência com sintomas de neuralgia occipital e relataram que os sintomas frequentemente associados incluíam zumbido, parestesia do couro cabeludo, náusea, tontura e distúrbios visuais. Pensa-se que os sintomas com origem em estruturas para além da distribuição da GON se devem a interações entre aferências nociceptivas das raízes cervicais e do nervo trigémeo que convergem na medula espinal. A melhoria temporária destes sintomas após tratamento com bloqueio anestésico do GON é diagnóstica. No entanto, a enxaqueca e a cefaleia em salvas também respondem ao bloqueio do GON, resultando num falso positivo.[47]

MÉTODO DE DIAGNÓSTICO

De acordo com a Classificação Internacional das Cefaleias (ICHD-II), a ON pertence à mesma família das nevralgias cranianas, da dor facial central e primária e de outras cefaleias. Os critérios de diagnóstico são os seguintes[46] :

A. Dor lancinante paroxística, com ou sem dor persistente entre paroxismos, na distribuição do nervo occipital maior, menor e/ou terceiro nervo occipital

B. Sensibilidade sobre o nervo afetado

C. A dor é aliviada temporariamente por um bloqueio anestésico local do nervo

Exame físico

Ao longo do trajeto do GON (sobre a protuberância occipital) e/ou do LON (cerca de 3 cm superomedialmente à ponta do processo mastoide), é detectada sensibilidade por palpação.(48) Pode ser evocado formigueiro por pressão ligeira ou percussão sobre o nervo (sinal de Tinel). Quando os doentes se deitam numa almofada e hiperextendem ou rodam o pescoço, pode ocorrer dor (-sinal da almofadal).[46]

Estudos imagiológicos

A ressonância magnética é a ferramenta mais importante para o diagnóstico desta doença, uma vez que permite a visualização dos tecidos moles cervicais e occipitais circundantes. Uma simples radiografia da junção craniocervical pode revelar patologia óssea neoplásica ou degenerativa. Por vezes, pode haver uma discrepância entre os achados radiológicos e os sintomas.[46]

Bloco de diagnóstico

A apresentação clínica (ou seja, sensibilidade sobre os nervos occipitais) e uma melhoria temporária da cefaleia com um bloqueio diagnóstico anestésico local do nervo occipital no lado afetado confirmam o diagnóstico. O bloqueio do nervo occipital, além de ser uma ferramenta diagnóstica essencial, também pode ser uma boa opção de tratamento para a ON. Assim, a anatomia do nervo occipital e a localização do local exato do alvo são muito importantes. Os médicos devem ter em mente que o alívio do bloqueio do nervo occipital não é específico para a ON e que os resultados falso-positivos ocorrem com enxaqueca e cefaleias em salvas.[46]

DIAGNÓSTICO DIFERENCIAL

Dada a sobreposição na apresentação entre a ON e outras perturbações primárias da cefaleia, é importante considerar a enxaqueca, a cefaleia em salvas, a hemicrania contínua e a cefaleia do tipo tensional. A arterite temporal envolvendo a artéria occipital pode apresentar-se com cefaleia occipital e sensibilidade no couro cabeludo. A nevralgia de C2 também se apresenta com dor occipital lancinante e pode resultar de lesões compressivas e inflamatórias da raiz do nervo C2. É mais provável que a nevralgia de C2 envolva lacrimação ipsilateral e injeção ciliar do que a ON.

A nevralgia pós-herpética que envolve a raiz do nervo C2 ou o GON deve ser avaliada com uma inspeção cuidadosa do couro cabeludo. A dor occipital, surda e dolorosa, na cabeça e no pescoço é provavelmente uma cefaleia cervicogénica e resulta da dor referida de estruturas inervadas pelos três primeiros nervos espinais cervicais superiores, como as articulações atlanto-axiais, o disco intervertebral C2-3 e a articulação zigopofisária, a fossa posterior e vários músculos posteriores superiores do pescoço. Os bloqueios do ramo medial cervical podem ajudar a distinguir se a dor no pescoço tem origem nas articulações zigopofisárias superiores.[47]

TRATAMENTO

Gestão conservadora

O tratamento conservador inclui a correção da postura e a redução da dor nevrálgica e muscular. O tratamento farmacológico pode incluir antidepressivos tricíclicos, inibidores da recaptação da serotonina, anticonvulsivantes (por exemplo, carbamazepina, oxicarbamazepina, gabapentina, pregabalina) e opióides. Os anti-inflamatórios não esteróides e o paracetamol tendem a ter efeitos transitórios. A utilização de derivados da cravagem é controversa. O infliximab tem mostrado algum benefício[46,49,50].

Gestão interventiva

Injeção de agente anestésico local com ou sem esteroide A injeção de agente anestésico local com esteroide pode ser utilizada para fins terapêuticos. Este método tem geralmente um efeito transitório, mas em alguns casos (15%-36%) a diminuição da dor pode manter-se durante vários meses.[46,51]

Infiltrações de toxina botulínica

Vários estudos demonstraram um efeito analgésico da toxina botulínica A (BoNT-A) que ultrapassou a duração do seu efeito relaxante muscular. Foram propostas algumas teorias para explicar este efeito analgésico da toxina. Por exemplo, os efeitos inibitórios da BoNT-A nos mediadores nervosos sensoriais como a substância-P, o péptido relacionado com o gene da calcitonina e o glutamato podem estar envolvidos no alívio da dor. A toxina botulínica pode inibir diretamente a inflamação neurogénica local e indiretamente a sensibilização central, diminuindo significativamente a atividade dos neurónios de grande amplitude dinâmica. Clinicamente, a toxina botulínica tem sido utilizada com sucesso no tratamento de vários tipos diferentes de cefaleias, incluindo cefaleias de tensão, cefaleias cervicogénicas, enxaquecas e cefaleias crónicas diárias. A injeção de BoNT-A pode aliviar a dor aguda e aguda associada à ON, mas não a dor surda e dolorosa, e melhorar a qualidade de vida durante vários meses. Os estudos efectuados com a toxina botulínica estão listados na Tabela 7.3

Tabela 7.3 Publicações sobre o tratamento da ON com injeção de toxina botulínica, radiofrequência pulsada (PRF) e neurólise do nervo

Study	Study design	Case No.	Follow-up duration	Outcome measure method	Results
The treatment of ON with Botulinum toxin injection					
Taylor et al. (42) 2008	Retrospective	6	12 wk	VPAM	Sharp/shooting pain significantly improved; Dull aching pain not significantly improved
Kapural et al. (43) 2007	Case series	6	4 wk	VAS PDI	VAS 8.5 → 1 PDI 56 → 17.5
Volcy et al. (87) 2006	A case report	1	N/A	N/A	Improved temporarily
The treatment of ON with PRF					
Huang et al. (48) 2012	Retrospective, multicenter	102	At least 3 mon	≥ 50% pain relief for at least 3 mon	51% positive result
Vanelderen et al. (49) 2010	Prospective	19	1, 2, and 6 mon	VAS Likert scale	52.6% significant improvement at 6 mon
Choi et al. (47) 2012	Retrospective	10	6-10 mon	VAS, TPI	All patients improved
The treatment of ON with nerve neurolysis					
Ducic et al. (54) 2008	Retrospective	206	Minimal, 12 mon	≥ 50% pain relief	80.5% positive result
Gille et al. (52) 2004	Retrospective	10	Mean, 37 mon (33-43)	1) VAS 2) Consumption of analgesics 3) Patient satisfaction	1) 80/100 → 20/100 2) Decrease in all 3) Satisfaction in all
Magnússon et al. (5) 1996	Retrospective	18	Mean, 28.7 mon (12-38)	NRS relief > 75%: excellent 50%-74%: good 25%-49%: fair < 24%: poor	88.9% better than fair

ON, occipital neuralgia; No., number; VPAM, visual analog pain and medication use diary; VAS, visual analog scale; PDI, pain disability index; N/A, not available; PRF, pulsed radiofrequency; TPI, total pain index; NRS, numerical rating scale.

Tratamento por radiofrequência pulsada

Sabe-se que o tratamento com radiofrequência pulsada (PRF) reduz a dor, principalmente através da indução de um campo elétrico de baixa intensidade em torno dos nervos sensoriais que resulta numa condução deprimida e na inibição da ativação a longo prazo nas fibras Adelta ligeiramente mielinizadas e nas pequenas fibras C não mielinizadas. Em estudos com animais, sugere-se que o alívio da dor mediado pelo PRF se deve à modulação das vias noradrenérgicas e serotoninérgicas descendentes. Até à data, foram publicados poucos relatórios sobre o tratamento da ON com PRF. Todos os relatórios eram estudos de coorte observacionais sem controlos. O tratamento nestes estudos de ON mostrou um controlo da dor de curto a médio prazo e os parâmetros utilizados foram: Saída de tensão de 40-60 V; frequência de 2 Hz; impulsos de 20 ms num ciclo de 1 segundo, 120 segundos/ciclo; gama de impedância de 150500 W; e temperatura de plateau de 42°C. Os autores aconselham que uma atenção cuidadosa aos critérios de seleção e aos parâmetros de tratamento pode melhorar ainda mais os resultados do tratamento.[46]

Estimulação de nervos periféricos

A estimulação do nervo occipital (ONS) tem ganho popularidade nos últimos anos. O mecanismo de ação subjacente à SNO baseia-se na teoria da porta da dor e é recomendado para o tratamento da ON intratável. Numa série de casos, foi utilizada a orientação por ultra-sons para implantar o estimulador do nervo occipital em doentes com ON, resultando numa redução média da dor de 50%

num período de 8 meses. Num estudo retrospetivo de 60 doentes com cefaleias occipitais - incluindo ON, cefaleia cervicogénica e enxaqueca occipital - 76% dos doentes que receberam ONS relataram uma redução de 50% da dor após 1 ano. A utilização de medicação para a dor foi reduzida numa média de 50%. A taxa de complicações foi de 20% e incluiu deslocação ou fratura do elétrodo (10%) e infeção no local do gerador de impulsos (10%).[45]

Gestão cirúrgica

O tratamento cirúrgico da ON pode ser considerado quando um doente não responde adequadamente a terapias médicas, como injecções repetidas, ou a procedimentos minimamente invasivos, como o tratamento com PRF. A neurólise do nervo occipital (com ou sem secção do músculo oblíquo inferior), a gangliotomia de C2, a ganglionectomia de C2, a rizotomia de C2 a C3, a descompressão da raiz de C2 a C3 e a neurectomia foram historicamente introduzidas para doentes medicamente refractários.[51–59] No entanto, os resultados foram variáveis. Recentemente, houve alguns relatos positivos sobre a estimulação de nervos periféricos, uma cirurgia menos invasiva, do GON ou LON. Destas abordagens, tanto a neurólise occipital como a estimulação do nervo occipital (ONS) têm sido utilizadas com frequência no campo clínico, recentemente. Em casos selectivos, estes métodos demonstraram bons resultados, mas ainda não está disponível um estudo de aleatorização bem concebido com uma observação a longo prazo. Os clínicos devem ter em conta o risco que os procedimentos destrutivos acarretam, que inclui a possibilidade de desenvolvimento de neuroma doloroso ou causalgia, condições que podem ser ainda mais difíceis de controlar do que a queixa original.[46]

O aprisionamento do GON no seu trajeto periférico é uma patologia importante na ON. São sugeridas cinco fontes potenciais de aprisionamento do GON: Raiz do nervo C2 (raro), músculo oblíquo inferior (raro), dentro do músculo semiespinal da cabeça, dentro do músculo trapézio/tendão aponeurótico e angiolinfáticos (artéria/veia occipital atravessa o GON; presença de gânglio linfático, dentro ou distal ao túnel trapezoidal).[56]

A neurólise do GON parece proporcionar um alívio seguro e duradouro da dor em doentes selecionados com cefaleias crónicas causadas por ON. Os factores correlacionados com um resultado positivo incluem sensibilidade sobre o GON, uma resposta positiva ao bloqueio do GON ou ao Botox, uma história de traumatismo occipital direto e, no pré-operatório, estar sob os cuidados de um neurologista ou especialista em dor.[56] A secção do músculo oblíquo inferior é relatada como eficaz quando a dor occipital é exacerbada ou desencadeada pela flexão da coluna cervical.[54] No entanto, a cefaleia cervicogénica é uma contraindicação para a neurólise.[53] É necessário um diagnóstico pré-operatório cuidadoso.

Estimulação do nervo occipital

Recentemente, foram relatados resultados de sucesso com a ONS no tratamento de cefaleias intratáveis (Tabela 7.4), incluindo cefaleias cervicogénicas, ON, enxaqueca transformada, hemicrania contínua e cefaleias em salvas. Esta técnica de estimulação envolve a inserção subcutânea de eléctrodos na região C1-C2 da coluna cervical posterior (Fig. 7.1). A convergência dos aferentes dos nervos cervicais C1-C3 com os aferentes do trigémeo é explicada como a causa da cefaleia cervicogénica que resulta da ativação destes nervos.[60] O mecanismo de controlo da dor da ONS é semelhante ao da teoria do controlo da marcha, considerado noutras estimulações de nervos periféricos.[61] Ao contrário da cirurgia destrutiva, a ONS é totalmente reversível. Se o doente não quiser utilizar a estimulação, é fácil parar a estimulação e o dispositivo pode ser removido com um procedimento simples.

Tabela 7.4 Resumo dos artigos de destaque do ONS para o ON

Study	Study design	No.	Follow-up duration	Outcome measure method	Results	Lead type used
Picaza et al. (88) 1977	Retrospective	6	12-46 mon	N/A	3/6, good to excellent	N/A
Weiner et al. (64) 1999	Retrospective	13	(1.5-6 yr)	> 50% pain relief	92% positive result	Cylinder type
Oh et al. (66) 2004 (paddle)	Retrospective	20 (10 ON, 10 migraine)	1-6 mon	> 50% pain relief	1 mon 100% (20/20) 6 mon 94% (17/18)	Paddle type
Kapural et al. (67) 2005	Retrospective	6	3 mon	VAS PDI	VAS 8 → 2 PDI 48 → 14	Paddle type
Rodrigo-Royo et al. (89) 2005	Retrospective	4	4-16 mon	50% pain reduction	Improved in all	Cylinder type
Slavin et al. (58) 2006	Retrospective	14	Mean 22 mon (5-32 mon)	VAS 50% reduction	70% positive	Cylinder type
Johnstone and Sundaraj (65) 2006	Retrospective	7	Mean 25 mon (6-47 mon)	VAS 50% reduction Opioid doses	5/7 (71%) positive Reduction in all cases	Paddle type

ONS, occipital nerve stimulation; ON, occipital neuralgia; No., number; N/A, not available; VAS, visual analog scale; PDI, pain disability index.

Fig 7.1 Pontos de referência para a injeção dos nervos occipitais e a estimulação eléctrica Rogier Trompert Medical Art[49]

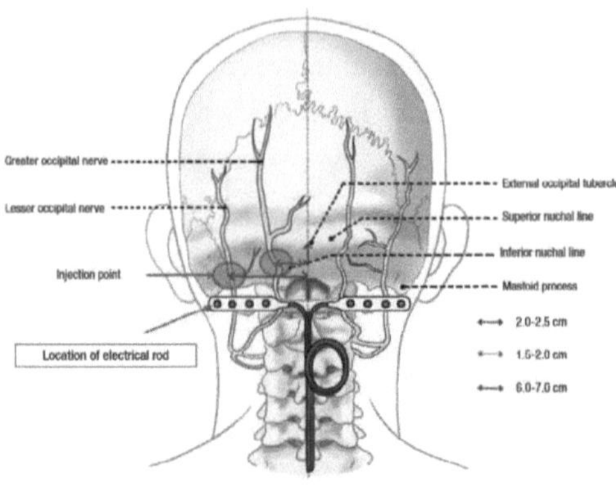

Figura 7.2 Algoritmo de tratamento da nevralgia occipital[46]

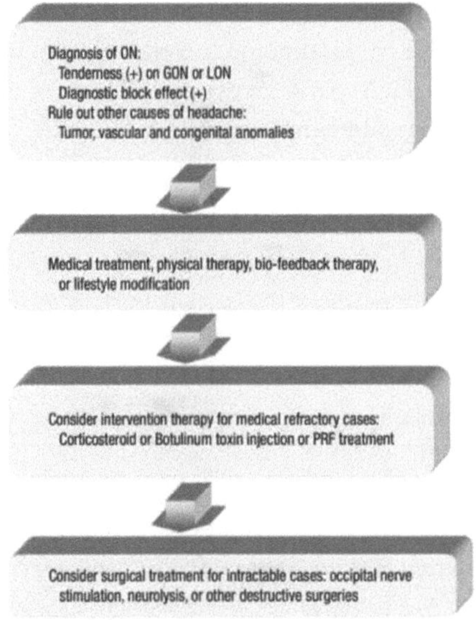

POTENCIAIS COMPLICAÇÕES E SINAIS DE ALERTA

Complicações da intervenção A infeção ou a hemorragia podem resultar de qualquer técnica percutânea, embora se trate geralmente de problemas menores. Foi relatado um caso de inconsciência súbita devido a uma injeção subaracnóidea inadvertida num doente com um defeito de craniotomia.[62] Devem ser antecipadas tonturas temporárias, dor no local da injeção, alopécia focal e parestesia devido a lesão nervosa.[63,64] Complicações da ONS Os maus resultados após a implantação de eléctrodos são um problema comum que tem sido relatado após até 30% das implantações. Por conseguinte, em muitos estudos, é recomendada uma estimulação de teste antes da implantação permanente. A implantação permanente é geralmente recomendada quando se regista uma redução de 50% da dor com a estimulação de teste. A migração do eletrodo (4%, 2/54) e a infeção pós-cirúrgica (12%, 6/50) são complicações relativamente comuns e bem conhecidas. A fratura e a desconexão do elétrodo (2%, 1/50) e as reacções alérgicas relacionadas com o implante (3%, 1/37) podem ocorrer, embora raramente.[56,65–69]

CAPÍTULO- 8
SÍNDROMES ASSOCIADAS A NEVRALGIAS

1. SÍNDROME PESCOÇO-LÍNGUA

INTRODUÇÃO

A síndrome pescoço-língua é uma perturbação relativamente rara da cefaleia, caracterizada por breves ataques de dor no pescoço e/ou occipital, provocados por uma viragem brusca da cabeça e acompanhados por sintomas ipsilaterais na língua. Embora o primeiro caso tenha sido descrito por Cyriax[70] , Lance e Anthony foram os primeiros a fornecer uma explicação neuroanatómica detalhada para a doença em 1980.[71]

DIAGNÓSTICO

Existem dois tipos conhecidos de NTS: complicada e não complicada.[72] A NTS complicada é secundária a outro processo de doença, enquanto a NTS não complicada é hereditária, relacionada com traumas físicos ou idiopática. [72]As condições idiopáticas são aquelas que surgem espontaneamente e não têm causa conhecida. Como a NTS complicada é frequentemente correlacionada com uma doença subjacente, é importante ter um diagnóstico diferencial. As doenças frequentemente relacionadas com a NTS incluem a disfunção da artéria cervical, a insuficiência vertebrobasilar (VBI), a insuficiência ligamentar, a malformação de Chiari-1 e o ataque isquémico transitório.[71–74] No entanto, pensa-se que a maioria dos casos de NTS se deve à genética, em que os ligamentos soltos causam desalinhamentos temporários na articulação atlanto-axial enquanto o pescoço está a rodar. [70] Consequentemente, a dormência da língua deve-se a uma subluxação da articulação atlanto-axial ou a uma restrição do segundo nervo cervical.[75] rotação. [70] A dormência da língua deve-se a uma subluxação da articulação atlanto-axial ou a uma restrição do segundo nervo cervical. [75] De acordo com a Classificação Internacional das Perturbações de Cefaleias, terceira edição (ICHD-3), [4]os critérios de diagnóstico para a NTS são os seguintes:

A. pelo menos dois episódios que preencham os critérios B-D

B. dor unilateral aguda ou lancinante (pode ou não haver disestesia simultânea)

C. precipitada por uma viragem brusca do pescoço.

D. que podem durar de segundos a vários minutos.

E. que não seja melhor explicado por outro diagnóstico ICHD-3.[4]

TRATAMENTO

Devido à raridade desta síndrome, os tratamentos têm sido decididos caso a caso. A terapia manipulativa da coluna vertebral e os exercícios de fisioterapia têm sido utilizados nas pessoas com síndrome pescoço-língua não complicada, resultando numa melhoria dos sintomas.[76–79] Outros métodos de gestão dos sintomas incluem: medicamentos anti-inflamatórios não esteróides, gabapentina, injecções de esteróides e colares cervicais. [75,76,80] Um caso relatado de uma mulher de 54 anos com sintomas persistentes, que não respondeu ao uso de um colar cervical ou a tratamentos farmacológicos de controlo da dor, foi submetida a uma ressecção bilateral do nervo espinal C2.[79]

Uma vez que a NTS é uma doença rara, o prognóstico difere para cada indivíduo com base na causa sugerida dos sintomas da NTS e na forma de tratamento utilizada. No entanto, tem sido referido que as formas familiares de NTS apresentam frequentemente sintomas durante a adolescência, que desaparecem espontaneamente durante a idade adulta.[80]

2. SÍNDROME DE TOLOSA HUNT

INTRODUÇÃO

A síndrome de Tolosa-Hunt é uma doença rara caracterizada por cefaleias graves e unilaterais com dor orbital, juntamente com fraqueza e paralisia (oftalmoplegia) de determinados músculos oculares (paralisias extra-oculares).[81] A síndrome de Tolosa-Hunt (THS) é uma oftalmoplegia dolorosa caracterizada por dor orbital unilateral recorrente, paralisia oculomotora ipsilateral e resposta rápida aos esteróides. As caraterísticas clínicas da síndrome foram descritas na íntegra por Tolosa em 1954[82], enquanto Hunt, em 1961[83], salientou a eficácia do tratamento com esteróides. Estudos histopatológicos[82,84,85] demonstraram que a THS se deve a uma inflamação granulomatosa não específica do seio cavernoso ou do ápice orbital.

SINAIS E SINTOMAS

Os sintomas são normalmente limitados a um lado da cabeça e, na maioria dos casos, o indivíduo afetado sente uma dor intensa e aguda e uma paralisia dos músculos à volta do olho.[86] Os sintomas podem desaparecer sem intervenção

médica, mas recorrem sem um padrão percetível.[87] Além disso, os indivíduos afectados podem apresentar paralisia de vários nervos faciais e queda da pálpebra superior (ptose). Outros sinais incluem visão dupla, febre,
fadiga crónica, vertigens ou artralgia. Ocasionalmente, o doente pode apresentar uma sensação de protrusão de um ou de ambos os globos oculares (exoftalmia).[86,87]

DIAGNÓSTICO

A síndrome de Tolosa-Hunt é normalmente diagnosticada por exclusão e, como tal, é necessária uma grande quantidade de análises laboratoriais para excluir outras causas dos sintomas do doente.[86] Estes testes incluem um hemograma completo, testes de função tiroideia e eletroforese de proteínas séricas.[86] Os estudos do líquido cefalorraquidiano também podem ser benéficos na distinção entre a síndrome de Tolosa-Hunt e doenças com sinais e sintomas semelhantes.[86]

A ressonância magnética do cérebro e da órbita com e sem contraste, a angiografia por ressonância magnética ou a angiografia por subtração digital e a tomografia computadorizada do cérebro e da órbita com e sem contraste podem ser úteis na deteção de alterações inflamatórias no seio cavernoso, na fissura orbital superior e/ou no ápice orbital.[86] A alteração inflamatória da órbita em imagens de secção transversal na ausência de paralisia dos nervos cranianos é descrita pela nomenclatura mais benigna e geral de pseudotumor orbital. Por vezes, pode ser necessário efetuar uma biopsia para confirmar o diagnóstico, uma vez que esta é útil para excluir uma neoplasia.[86]

TRATAMENTO

O tratamento da síndrome de Tolosa-Hunt inclui imunossupressores, como corticosteróides (frequentemente prednisolona) ou agentes poupadores de esteróides (como metotrexato ou azatioprina). [86]A radioterapia também tem sido proposta.[88]

3. SÍNDROME DE RAEDER

INTRODUÇÃO

A síndrome paratrigeminal de Raeder (SPR), também conhecida como síndrome de Raeder ou nevralgia paratrigeminal, é uma doença neurológica pouco frequente caracterizada por paralisia oculossimpática unilateral (ou seja, síndrome de Horner) acompanhada por anomalias sensoriais e/ou motoras ipsilaterais na distribuição das fibras do nervo trigémeo. É frequentemente descrita como uma síndrome de Horner dolorosa, pós-ganglionar e incompleta. O primeiro doente descrito pelo Dr. Raeder em 1918 apresentava dores no olho e na cabeça do lado esquerdo, ptose e miose, sem anidrose. Pode também incluir défices adicionais dos nervos cranianos (NC). A SPR é um diagnóstico de exclusão e a neuroimagem é recomendada porque as lesões da fossa craniana média ou do seio cavernoso (dor em V1 e síndrome de Horner) ou a dissecção da artéria carótida ipsilateral com dor referida em V1 podem imitar a SPR.[89,90]

PATOGENESE

A definição mais comum da síndrome de Raeder é uma síndrome de Horner dolorosa de neurónios de terceira ordem que envolve as fibras simpáticas que, em última análise, inervam o músculo de Müller da pálpebra superior, o retrator simpático da pálpebra inferior e os músculos dilatadores da íris. Estes neurónios simpáticos de terceira ordem surgem do gânglio cervical superior e entram na abóbada craniana com a artéria carótida interna (ACI) para o seio cavernoso. Aqui, as fibras oculossimpáticas deixam a ACI, viajam por um curto período com o NC VI e, em seguida, juntam-se à 1ª divisão do nervo trigêmeo para entrar na órbita através da fissura orbital superior. Dada esta anatomia, foi proposto que as várias formas da síndrome de Raeder envolvem a via oculossimpática, o nervo trigémeo e o envolvimento variável de outros nervos cranianos (NC III, IV, VI), localizando a lesão na fossa craniana média. As fibras simpáticas envolvidas na sudorese facial divergem dos ramos principais e seguem a artéria carótida externa após a bifurcação da artéria carótida. Portanto, a preservação da sudorese facial na síndrome de Raeder localiza a lesão distal à bifurcação. As fibras trigeminais da divisão oftálmica V1 e as fibras parassimpáticas do NC III podem não estar afetadas, portanto, a dor ocorre sem disfunção sensorial ou parassimpática. A hipótese é de que a dor sentida na porção profunda inferior da órbita e fossa nasal possa ser explicada pelas sinapses entre o gânglio pterigopalatino e o plexo selar lateral.[91] Além disso, a dor periorbital que ocorre numa dissecção carotídea ipsilateral é hipotetizada como tendo origem em fibras aferentes viscerais gerais (dor referida).

SINAIS E SINTOMAS

Os doentes apresentam classicamente uma cefaleia unilateral com ou sem dor facial ou défices sensoriais associados a uma ptose e miose ipsilaterais. A dor de cabeça/facial localiza-se na distribuição do nervo trigémeo, que pode frequentemente ser periocular ou retro-orbital. Pode limitar-se à divisão oftálmica do NC V, mas também pode envolver a bochecha e os dentes (divisão maxilar). A dor pode ser grave e lancinante, muitas vezes irradiando para a face (ou seja, neuralgia do tipo tique douloureux). Pode durar de horas a semanas ou meses e, normalmente, mantém-se constante. A dor pode ocasionalmente seguir um padrão recorrente de "ataques", semelhante às cefaleias em salvas.[92,93] O envolvimento do nervo trigémeo pode também incluir outras anomalias sensoriais ou motoras, incluindo diminuição da sensibilidade da face, diminuição do reflexo corneano, alodinia e fraqueza muscular (por exemplo, músculos pterigóides e masseteres). Os doentes podem queixar-se de sintomas que indicam um envolvimento adicional dos nervos cranianos, como diplopia e diminuição da audição. Outros sinais e sintomas que podem ser observados incluem hiperemia conjuntival, lacrimejamento excessivo, enoftalmo aparente e diminuição da PIO.[92,94]

DIAGNÓSTICO

Os critérios da Sociedade Internacional de Cefaleias para o diagnóstico da Síndrome de Raeder incluem[4] :

1. Cefaleia constante e unilateral que preenche o critério C.

2. Evidência imagiológica de doença subjacente da fossa craniana média ou da artéria carótida ipsilateral

3. Prova de nexo de causalidade demonstrada por ambos os elementos seguintes:

1. A dor de cabeça desenvolveu-se em relação temporal com o início da doença subjacente

2. A dor de cabeça apresenta uma ou ambas as seguintes caraterísticas:

1. Localizada na distribuição da divisão oftálmica do nervo trigémeo, com ou sem propagação para a divisão maxilar

2. Agravada pelo movimento dos olhos

4. Não é mais bem explicado por outro diagnóstico ICHD-3.‖.

A nevralgia paratrigeminal, semelhante às síndromes dolorosas de Horner, é um diagnóstico clínico e requer neuroimagem.

TRATAMENTO

O tratamento da síndrome de Raeder depende inteiramente da etiologia subjacente. A dissecção da ACI deve ser tratada com urgência para evitar eventos embólicos ou a progressão da dissecção. Deve ser considerado o início de anticoagulação (pouco comum) e de terapia antiplaquetária (comum). Raramente é necessária uma intervenção cirúrgica se a isquemia for refractária ao tratamento ou se estiverem presentes caraterísticas de alto risco da dissecção da ACI.[95] Sem qualquer etiologia intracraniana, o tratamento visa essencialmente o alívio sintomático. Os AINE, a aspirina e os compostos de codeína têm sido considerados úteis no controlo da dor na cabeça e na face. A ergotamina[92] , os esteróides[96] e a terapia intensiva com vitamina B têm sido administrados com sucesso para ajudar a aliviar a dor.[92,97] Foram registados alguns casos de doentes que observaram um aumento da gravidade da dor após a ingestão de bebidas alcoólicas. Por isso, recomenda-se que os doentes evitem estímulos (por exemplo, agentes vasodilatadores, particularmente o álcool) durante a fase ativa da doença.[94]

CONCLUSÃO

Os sintomas de nevralgia aceites hoje em dia são muito semelhantes aos encontrados nos primórdios da compreensão da nevralgia, mas entre estas épocas ocorreram mudanças. Por exemplo, o termo nevralgia tem sido aplicado a vários tipos de dor de cabeça e a certas condições orgânicas. Várias teorias sobre as causas da nevralgia foram sugeridas em conjunto com este uso variável do termo. Estas teorias centravam-se frequentemente no local de origem da doença. Embora esta fosse geralmente vista como estando nos nervos periféricos ou no sistema nervoso central, alguns autores acreditavam que estava localizada em órgãos ou noutro local. As nevralgias podem ser problemas muito difíceis. Uma abordagem clínica organizada e minuciosa é essencial para se chegar a um diagnóstico específico, do qual dependem intervenções farmacológicas eficazes e, quando indicado, intervenções cirúrgicas. As nevralgias representam condições dolorosas da cabeça que ocorrem num dermátomo nervoso específico. Estas doenças podem ser reconhecidas pelas suas apresentações clínicas caraterísticas, incluindo dor numa topografia restrita. Embora muitos casos sejam clássicos (primários), as etiologias secundárias não são invulgares. Os agentes farmacológicos continuam a ser o tratamento de primeira linha para muitas das nevralgias, mas podem ser necessários bloqueios nervosos, cirurgia e outros procedimentos em casos refractários. O diagnóstico de cada nevralgia craniana é clínico e depende criticamente da localização da dor relatada. Devido à sobreposição de territórios de inervação, às anastomoses nervosas e ao envolvimento ocasional de nervos vestigiais, este diagnóstico nem sempre é direto. A maioria destas nevralgias é rara e muitos médicos não assistem a estes casos durante a sua vida, pelo que os doentes com suspeita de diagnóstico neste grupo devem ser encaminhados para um centro especializado onde possa estar disponível o diagnóstico por uma equipa multidisciplinar. O tratamento farmacológico da nevralgia pós-herpética e do herpes zoster agudo deve seguir as diretrizes publicadas, uma vez que existem dados de ensaios clínicos aleatórios para estas condições. Apesar da escassez de provas, a base do tratamento continua a ser conservadora (com medicação oral ou tópica recomendada para a dor neuropática), a ser experimentada antes de se efectuarem procedimentos mais invasivos.

REFERÊNCIAS

1. Alam CN, Merskey H. Neuralgia: A história de um significado. Pain Res Manag. 1996;1(3):165-72.

2. Katta-Charles SD. Neuralgias craniofaciais. Zasler N, editor. NeuroRehabilitation. 2020;47(3):299-314.

3. Gadient PM, Smith JH. The Neuralgias: Diagnóstico e Gestão. Curr Neurol Neurosci Rep. 2014;14(7):459.

4. Comité de Classificação das Cefaleias da Sociedade Internacional de Cefaleias (IHS) A Classificação Internacional das Cefaleias, 3ª edição. Cefalalgia. 2018;38(1):1-211.

5. Jones MR, Urits I, Ehrhardt KP, Cefalu JN, Kendrick JB, Park DJ, et al. Uma Revisão Abrangente da Neuralgia do Trigémio. Curr Pain Headache Rep. 2019;23(10):74.

6. Gambeta E, Chichorro JG, Zamponi GW. Neuralgia do trigémeo: Uma visão geral da fisiopatologia aos tratamentos farmacológicos. Mol Pain. 2020;16:1744806920901890.

7. Cruccu G, Di Stefano G, Truini A. Neuralgia do trigémeo. Ropper AH, editor. N Engl J Med. 2020;383(8):754-62.

8. Nicola Montano N, Conforti G, Di Bonaventura R, Meglio M, Fernandez E, Papacci F. Avanços no diagnóstico e tratamento da nevralgia do trigémeo. Ther Clin Risk Manag. 2015;289.

9. Bennetto L, Patel NK, Fuller G. Trigeminal neuralgia and its management. BMJ. 2007;334(7586):201–5.

10. Feller L, Jadwat Y. Herpes zoster: uma revisão da literatura e relato de um caso. SADJ J South Afr Dent Assoc Tydskr Van Suid-Afr Tandheelkd Ver. 2005;60(9):380-2, 384.

11. Feller L, Khammissa RAG, Fourie J, Bouckaert M, Lemmer J. Postherpetic Neuralgia and Trigeminal Neuralgia. Tratamento da Dor Res. 2017;2017:1-6.

12. (PDF) A relação entre a dor, a alodinia e a sensação térmica na nevralgia pós-herpética[Internet].[cited 2023 Apr 15].Availablede:

https://www.researchgate.net/publication/14402231_The_relationship_of_pain_al lody nia_e_sensação_térmica_na_neuralgia_pós-herpética

13. Wasner G, Kleinert A, Binder A, Schattschneider J, Baron R. Neuralgia pós-herpética: a lidocaína tópica é eficaz na pele desprovida de nociceptores. J Neurol. 2005;252(6):677- 86.

14. DaSilva AF, DosSantos MF. O papel da demografia das fibras sensoriais nas neuralgias trigeminal e pós-herpética. J Dent Res. 2012;91(1):17-24.

15. Philip A, Thakur R. Post Herpetic Neuralgia. J Palliat Med. 2011;14(6):765-73.
16. Kost RG, Straus SE. Postherpetic Neuralgia - Pathogenesis, Treatment, and Prevention (Neuralgia pós-herpética - Patogénese, tratamento e prevenção). Wood AJJ, editor. N Engl J Med. 1996;335(1):32-42.

17. Feller L, Buskin A, Blignaut E. A review of candida and periodontal disease in immunocompetent and HIV-infected subjects. SADJ J South Afr Dent Assoc Tydskr Van Suid-Afr Tandheelkd Ver. 2005;60(4):152-4.

18. Feller L, Wood NH, Lemmer J. A infeção por herpes zoster como síndrome inflamatória de reconstituição imunitária em indivíduos seropositivos para o VIH: uma revisão. Oral Surg Oral Med Oral Pathol Oral Radiol Endod. 2007;104(4):455-60.

19. Bayat A, Burbelo PD, Browne SK, Quinlivan M, Martinez B, Holland SM, et al. Autoanticorpos anti-citocinas na nevralgia pós-herpética. J Transl Med. 2015;13:333.

20. Feller L, Jadwat Y, Bouckaert M. Herpes zoster neuralgia pós-herpética. SADJ J South Afr Dent Assoc Tydskr Van Suid-Afr Tandheelkd Ver. 2005 Nov;60(10):432, 436-7.
21. Makharita MY, Amr YM, El-Bayoumy Y. Effect of early stellate ganglion blockade for facial pain from acute herpes zoster and incidence of postherpetic neuralgia. Pain Physician. 2012;15(6):467-74.

22. Vacinação contra e tratamento do herpes zoster agudo para prevenção da nevralgia pós-herpética | SpringerLink [Internet]. [citado 2023]. Available from: https://link.springer.com/article/10.1007/s11916-013-0371-6

23. Neuralgia pós-herpética | NEJM [Internet]. [citado 2023]. Disponível em: https://www.nejm.org/doi/full/10.1056/NEJMcp1403062

24. Terapia analgésica na nevralgia pós-herpética: uma revisão sistemática quantitativa - PubMed[Internet].[cited2023].
25. Dworkin RH, O'Connor AB, Backonja M, Farrar JT, Finnerup NB, Jensen TS, et al. Pharmacologic management of neuropathic pain: evidence-based recommendations. Pain. 2007;132(3):237-51.

26. T MS, B S, Jm B. Postherpetic neuralgia: epidemiology, pathophysiology, and pain management pharmacology. J Multidiscip Healthc. 2016;Volume 9:447-54.

27. Blumenfeld A, Nikolskaya G. Neuralgia do Glossofaríngeo. Curr Pain Headache Rep. 2013;17(7):343.

28. (PDF) Neuralgia do glossofaríngeo - Um desafio diagnóstico [Internet]. [citado 2023]. Disponível em: https://www.researchgate.net/publication/361860372_Glossopharyngeal_neuralgi a_-_A_diagnostic_challenge

29. Khan M, Nishi SE, Hassan SN, Islam MdA, Gan SH. Neuralgia do Trigémio, Neuralgia do Glossofaríngeo e Síndrome de Disfunção Dolorosa Miofascial: Uma atualização. Pain Res Manag. 2017;2017:1-18.

30. Sharma R. Nervus intermedius neuralgia Artigo de referência em radiologia Radiopaedia.org[Internet].Radiopaedia.[cited 2023].
31. Gobel H. 13.3.1 Neuralgia do nervo intermediário [Internet]. ICHD-3. [citado 2023].
32. Ganglionite geniculada. Em: Wikipédia [Internet]. 2022 [cited 2023 Apr 7].
33. Bruyn GW. Neuralgia do nervo intermédio (Hunt). Cefalalgia Int J Headache. 1984;4(1):71-8.

34. Tubbs RS, Mosier KM, Cohen-Gadol AA. Neuralgia geniculada: correlações clínicas, radiológicas e intraoperatórias. World Neurosurg. 2013;80(6):e353-357.

35. Nanda A, Khan IS. Nervus intermedius e neuralgia geniculada. World Neurosurg. 2013;79(5-6):651-2.

36. Lovely TJ, Jannetta PJ. Tratamento cirúrgico da neuralgia geniculada. Am J Otol. 1997;18(4):512-7.

37. Tang IP, Freeman SR, Kontorinis G, Tang MY, Rutherford SA, King AT, et al. Neuralgia geniculada: uma revisão sistemática. J Laryngol Otol.

2014;128(5):394-9.

38. Carbamazepina para a dor aguda e crónica em adultos - PubMed [Internet]. [citado 2023 Abr 16].

39. Centro de Prática Clínica do NICE (Reino Unido). Neuropathic Pain: The Pharmacological Management of Neuropathic Pain in Adults in Non-specialist Settings [Internet]. Londres: National Institute for Health and Care Excellence, (UK); 2013 [citado 2023]. (National Institute for Health and Care Excellence: Clinical Guidelines). Disponível em:
http://www.ncbi.nlm.nih.gov/books/NBK266257/

40. Gabapentina para dor neuropática crónica e fibromialgia em adultos - PubMed [Internet].[cited 2023 Apr 16]. Disponível em:
https://pubmed.ncbi.nlm.nih.gov/24771480/
41. McQuay H, Carroll D, Jadad AR, Wiffen P, Moore A. Anticonvulsant drugs for management of pain: a systematic review. BMJ. 1995;311(7012):1047–52.

42. Wiffen PJ, Derry S, Moore RA. Lamotrigina para a dor aguda e crónica. Cochrane Database Syst Rev. 2011;(2):CD006044.

43. Dworkin RH, Backonja M, Rowbotham MC, Allen RR, Argoff CR, Bennett GJ, et al. Avanços na dor neuropática: diagnóstico, mecanismos e recomendações de tratamento. Arch Neurol. 2003;60(11):1524-34.

44. Moore RA, Derry S, Aldington D, Cole P, Wiffen PJ. Amitriptilina para dor neuropática e fibromialgia em adultos. Cochrane Database Syst Rev. 2012;12:CD008242.

45. Pan W, Peng J, Elmofty D. Neuralgia Occipital. Curr Pain Headache Rep. 2021;25(9):61.

46. Choi I, Jeon SR. Neuralgias da Cabeça: Neuralgia Occipital. J Korean Med Sci. 2016;31(4):479.

47. Dougherty C. Neuralgia Occipital. Curr Pain Headache Rep. 2014;18(5):411.
48. Perelson HN. TENDÊNCIA OCCIPITAL DAS NERVAS: UM SINAL DE HEADACHE: South Med J. 1947;40(8):653-6.

49. Vanelderen P, Lataster A, Levy R, Mekhail N, van Kleef M, Van Zundert J. 8. Neuralgia Occipital. Pain Pract. 2010;10(2):137-44.

50. Van Zundert J, Hartrick C, Patijn J, Huygen F, Mekhail N, van Kleef M.

Medicina Intervencionista da Dor Baseada em Evidências de acordo com os Diagnósticos Clínicos: Editorial. Pain Pract. 2011;11(5):423-9.

51. Hammond SR, Danta G. Occipital neuralgia. Clin Exp Neurol. 1978;15:258-70.
52. Poletti CE. Proposta de operação para nevralgia occipital: Descompressão das raízes C-2 e C-3. Relato de caso. Neurosurgery. 1983;12(2):221-4.

53. Bovim G, Fredriksen TA, Stolt-Nielsen A, Sjaastad O. Neurolise do nervo occipital maior na cefaleia cervicogénica. Um estudo de seguimento. Headache. 1992;32(4):175-9.
54. Gille O, Lavignolle B, Vital JM. Tratamento cirúrgico da nevralgia occipital maior por neurólise do nervo occipital maior e secção do músculo oblíquo inferior. Spine. 2004;29(7):828-32.

55. Guyuron B, Kriegler JS, Davis J, Amini SB. Tratamento cirúrgico abrangente das enxaquecas. Plast Reconstr Surg. 2005;115(1):1-9.

56. Ducic I, Hartmann EC, Larson EE. Indicações e resultados do tratamento cirúrgico de doentes com enxaquecas crónicas causadas por nevralgia occipital. Plast Reconstr Surg. 2009;123(5):1453-61.

57. Stechison MT, Mullin BB. Tratamento cirúrgico da nevralgia occipital maior: uma avaliação das estratégias. Ata Neurochir (Wien). 1994;131(3–4):236–40.

58. Wang MY, Levi ADO. Ganglionectomia de C-2 para o tratamento da nevralgia occipital medicamente refractária. Neurosurg Focus. 2002;12(1):E14.

59. Kapoor V, Rothfus WE, Grahovac SZ, Amin Kassam SZ, Horowitz MB. Neuralgia occipital refractária: avaliação pré-operatória com bloqueio nervoso guiado por TC antes da rizotomia cervical dorsal. AJNR Am J Neuroradiol. 2003;24(10):2105-10.

60. A estimulação do nervo occipital maior aumenta a atividade metabólica no núcleo trigeminal caudal e n o corno dorsal cervical do gato - PubMed [Internet]. [cited 2023 Apr 10]. Disponível em: https://pubmed.ncbi.nlm.nih.gov/9414053/

61. Slavin KV, Nersesyan H, Wess C. Peripheral neurostimulation for treatment of intractable occipital neuralgia (neuroestimulação periférica para o tratamento da nevralgia occipital intratável). Neurosurgery. 2006;58(1):112-9; discussão

112-119.

62. Okuda Y, Matsumoto T, Shinohara M, Kitajima T, Kim P. Inconsciência súbita durante um bloqueio do nervo occipital menor num paciente com defeito no osso occipital. Eur J Anaesthesiol. 2001;18(12):829-32.

63. Leinisch-Dahlke E, Jürgens T, Bogdahn U, Jakob W, May A. Greater occipital nerve block is ineffective in chronic tension type headache. Cephalalgia Int J Headache. 2005;25(9):704-8.
64. Naja ZM, El-Rajab M, Al-Tannir MA, Ziade FM, Tawfik OM. Bloqueio repetitivo do nervo occipital para cefaleia cervicogénica: relato de caso alargado de 47 adultos. Pain Pract Off J World Inst Pain. 2006;6(4):278-84.

65. Weiner RL, Reed KL. Neurostimulação periférica para controlo da nevralgia occipital intratável. Neuromodulation J Int Neuromodulation Soc. 1999;2(3):217-21.

66. Johnstone CSH, Sundaraj R. Estimulação do nervo occipital para o tratamento da nevralgia occipital - oito estudos de caso. Neuromodulation J Int Neuromodulation Soc. 2006;9(1):41-7.

67. Oh MY, Ortega J, Bellotte JB, Whiting DM, Aló K. Estimulação de nervos periféricos para o tratamento de nevralgia occipital e enxaqueca transformada usando um elétrodo subcutâneo tipo pá c1-2-3: um relatório técnico. Neuromodulation J Int Neuromodulation Soc. 2004;7(2):103-12.

68. Kapural L, Mekhail N, Hayek SM, Stanton-Hicks M, Malak O. Estimulação eléctrica do nervo occipital através da abordagem da linha média e de cabos cirúrgicos subcutâneos para o tratamento da nevralgia occipital grave: um estudo piloto. Anesth Analg. 2005;101(1):171- 4, índice.

69. Jasper JF, Hayek SM. Estimuladores do nervo occipital implantados. Pain Physician. 2008;11(2):187-200.

70. Gelfand AA, Johnson H, Lenaerts ME, Litwin JR, De Mesa C, Bogduk N, et al. Síndrome do pescoço-língua: Uma revisão sistemática. Cefalalgia Int J Headache. 2018;38(2):374- 82.

71. Lance JW, Anthony M. Síndrome pescoço-língua em caso de viragem súbita da cabeça. J Neurol Neurosurg Psychiatry. 1980;43(2):97-101.

72. Borody C. Síndrome Pescoço-Língua. J Manipulative Physiol Ther.

2004;27(5):367.

73. Evans RW. Estudos de casos de cefaleias invulgares. Neurol Clin. 2006;24(2):347-62.

74. Fortin CJ, Biller J. Síndrome da língua do pescoço. Headache. 1985;25(5):255-8.

75. Orrell RW, Marsden CD. A síndrome pescoço-língua. J Neurol Neurosurg Psychiatry. 1994;57(3):348-52.

76. Síndrome pescoço-língua precipitada por má postura sentada prolongada - PubMed [Internet].[cited2023Apr 16].Availablefrom: https://pubmed.ncbi.nlm.nih.gov/23873522/

77. Niethamer L, Myers R. Terapia Manual e Exercício para um Paciente com Síndrome do Pescoço-Língua: Um relato de caso. J Orthop Sports Phys Ther. 2016;46(3):217-24.

78. Roberts CS. Tratamento Quiroprático de um Paciente com Síndrome Pescoço-Língua: Um relato de caso. J Chiropr Med. 2016;15(4):321-4.

79. Elisevich K, Stratford J, Bray G, Finlayson M. Síndrome da língua do pescoço: tratamento operatório. J Neurol Neurosurg Psychiatry. 1984;47(4):407-9.

80. Chedrawi AK, Fishman MA, Miller G. Síndrome pescoço-língua. Pediatr Neurol. 2000;22(5):397-9.

81. Síndrome de Tolosa-Hunt. In: Wikipédia [Internet]. 2022 [citado 2023 abr 16]. Disponível em: https://en.wikipedia.org/w/index.php?title=Tolosa%E2%80%93Hunt_syndrome& oldi d=1115723939

82. Tolosa E. Lesões periarteríticas do sifão carotídeo com caraterísticas clínicas de um aneurisma infraclinoidal da carótida. J Neurol Neurosurg Psychiatry. 1954;17(4):300-2.

83. Oftalmoplegia dolorosa. A sua relação com a inflamação indolente do seio carvernoso - PubMed [Internet]. [cited 2023 Apr 16]. Disponível em: https://pubmed.ncbi.nlm.nih.gov/13716871/

84. Goadsby PJ, Lance JW. Correlação clinicopatológica num caso de oftalmoplegia dolorosa: Síndrome de Tolosa-Hunt. J Neurol Neurosurg Psychiatry. 1989;52(11):1290-3.

85. Lakke JP. Síndrome da fissura orbital superior. Relato de um caso causado por paquimeningite local. Arch Neurol. 1962;7:289-300.

86. Síndrome de Tolosa-Hunt: Antecedentes, Fisiopatologia, Epidemiologia [Internet]. [cited 2023 Apr 16]. Disponível em: https://emedicine.medscape.com/article/1146714-overview

87. Síndrome de Tolosa Hunt - Organização Nacional para as Doenças Raras [Internet]. 2022 [citado 2023 abr 16]. Disponível em: https://rarediseases.org/gard-rare-disease/tolosa- hunt-syndrome/

88. Foubert-Samier A, Sibon I, Maire JP, Tison F. Cura a longo prazo da síndrome de Tolosa-Hunt após radioterapia focal de baixa dose. Headache. 2005;45(4):389-91.

89. Nagel MA, Bert RJ, Gilden D. Síndrome de Raeder produzida pela extensão da inflamação crónica à artéria carótida interna. Neurology. 2012;79(12):1296-7.

90. Tatsui CE, Prevedello DMS, Koerbel A, Cordeiro JG, Ditzel LF da S, Araujo JC. Síndrome de Raeder após embolização de aneurisma gigante de artéria carótida intracavernosa: considerações fisiopatológicas. Arq Neuropsiquiatr. 2005;63(3a):676- 80.

91. Tatsui CE, Prevedello DMS, Koerbel A, Cordeiro JG, Ditzel LF da S, Araujo JC. Síndrome de Raeder após embolização de aneurisma gigante de artéria carótida intracavernosa: considerações fisiopatológicas. Arq Neuropsiquiatr. 2005;63(3a):676- 80.

92. Síndrome paratrigeminal de Raeder. Conceito original e desvios posteriores - PubMed [Internet]. [citado 2023 abr 16]. Disponível em: https://pubmed.ncbi.nlm.nih.gov/7103769/

93. Grimson BS, Thompson HS. Síndrome de Raeder. Uma revisão clínica. Surv Ophthalmol. 1980;24(4):199-210.

94. Boniuk M, Schlezinger NS. Síndrome paratrigeminal de Raeder. Am J Ophthalmol. 1962;54:1074-84.

95. Angioplastia e colocação de stent na dissecção carotídea com ou sem pseudoaneurisma associado - PubMed [Internet]. [citado 2023 abr 16]. Disponível em: https://pubmed.ncbi.nlm.nih.gov/16219841/

96. Porzukowiak TR. Neuralgia paratrigeminal de Raeder evoluindo para

hemicrania contínua. Optom Vis Sci Off Publ Am Acad Optom. 2015;92(4 Suppl 1):S81-87.

97. Nolph MB, Dion MW. Síndrome de Raeder associada à dilatação da artéria carótida interna e sinusite. The Laryngoscope. 1982;92(10 Pt 1):1144-8.

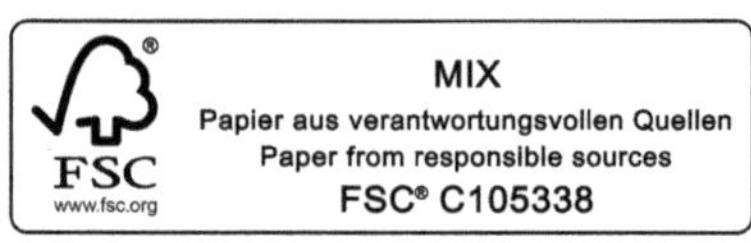